理解を深めよう
視力検査
屈折検査

監修
東京医科歯科大学名誉教授
所　敬

編集
近畿大学医学部堺病院眼科
松本富美子

近畿大学医学部附属病院眼科
大牟禮和代

関西医科大学附属枚方病院眼科
仲村　永江

金原出版

JCLS <㈱日本著作出版権管理システム委託出版物>
本書の無断複写は著作権法上での例外を除き禁じられています。
本書の複写権・翻訳権・上映権・譲渡権・公衆送信権(送信可能化権
を含む)は金原出版株式会社が保有します。
複写される場合は、その都度事前に㈱日本著作出版権管理システム
(電話 03-3817-5670, FAX 03-3815-8199)の許諾を得てください。

はじめに

　近年の眼科学，特に光学機器の発展にはめざましいものがあります。屈折値を検査する手段は今やオートレフラクトメータだけではなく，波面収差解析装置や角膜形状解析装置，PSFアナライザーなど，眼球光学系の高次収差に至る詳細な解析ができるほど開発が進みました。初期型オートレフラクトメータは巨大で不正確なデータしか検出できず，スキアスコピーや赤外線レフラクトメータによる他覚的屈折検査に基づいて自覚的屈折検査を行っていた当時と比べると隔世の感があります。現在でも眼科臨床において「矯正視力値」は診断の入り口であるとともに基本であり，病態把握や経過観察の重要な指標となっています。また，眼鏡処方においては自覚的な屈折値が最も重要ですが，近年の光学機器の発展により，自覚的な屈折矯正技術は軽んじられ粗雑になっていることは否めず問題です。

　そこで，この度，理論に基づいた視力検査・屈折検査を理解するために，レンズ光学，視力の視覚生理学，自覚的屈折検査を詳細に説明し，また高次収差に至るまで深く理解すべく『理解を深めよう視力検査 屈折検査』の出版を企画致しました。本書の特徴は，臨床で役立つ内容になるよう，眼科医・光学専門家・視能訓練士が協力して，それぞれの深い知識を執筆致しました。

　第Ⅰ章と第Ⅲ章では視力を理解するための視覚生理学について，第Ⅱ章では光学専門家によってレンズの知識について詳細に記述されています。第Ⅳ章では自覚的屈折検査において理論と実際を並行して記述し，ひとつひとつの手技がすべて理論に基づいて行われるよう説明されています。また不正乱視を取り上げ，眼の高次収差について知っておくべき知識も記載されています。理論や検査方法を理解し，臨床の症例に応じて信頼性の高い検査結果を得られるように組み立てられています。第Ⅴ章では，小児の視力屈折検査の進め方における注意点や，弱視，心因性視力障害について，第Ⅵ章では光学系に影響する眼疾患，角膜，水晶体，屈折矯正手術における症例の応用的な視力検査，屈折検査について，専門の眼科医と視能訓練士が執筆しています。第Ⅶ章と第Ⅷ章では，光学系の専門用語や専門機器に関して最新の情報がわかりやすく解説されています。

　眼科診療において視力・屈折・光学の知識は必要不可欠なもので，今後，QOV重視の面から益々この傾向は加速するものと思われます。また本書と同時に刊行されます『理解を深めよう視野検査』も併せて，質の高い検査を行うことができるようご使用いただければと願っております。

　本書の出版にご尽力いただいた金原出版㈱編集部の金原秀明氏にお礼申し上げます。

2009年1月

編集者一同

執筆者一覧（執筆順）

可児　一孝	川崎医療福祉大学医療技術学部感覚矯正学科
松本富美子	近畿大学医学部堺病院眼科
高橋　文男	㈱ニコン光学設計研究室
中尾　浩久	㈱トプコンアイケア技術部
羽根渕昌明	㈱ニデック医療機器開発部
山下　牧子	東京医科歯科大学病院眼科
仲村　永江	関西医科大学附属枚方病院眼科
大牟禮和代	近畿大学附属病院眼科
大沼　一彦	千葉大学大学院工学研究科医用情報
臼井　千惠	帝京大学医学部附属病院眼科
保沢こずえ	自治医科大学病院眼科
若山　曉美	近畿大学医学部附属病院眼科
越後貫滋子	国立成育医療センター眼科
阿曽沼早苗	大阪大学医学部眼科学
前田　直之	大阪大学医学部眼科学
久保田伸枝	帝京大学医療技術学部視能矯正学科
島﨑　潤	東京歯科大学市川総合病院眼科
佐伯めぐみ	慶應義塾大学医学部附属病院眼科
田淵　昭雄	川崎医療福祉大学医療技術学部感覚矯正学科
藤原　篤之	川崎医療福祉大学医療技術学部感覚矯正学科
湖﨑　亮	湖崎眼科
不二門　尚	大阪大学医学部眼科学

目 次

Ⅰ．視力について ... 1
1．視力を理解するための視覚生理学 ... 1
1. 視力の生理機構 ... 2
2. 視覚機能と視力 ... 4
3. 閾値測定 ... 5

2．視力の表示法 ... 10
1. ランドルト環 ... 10
2. 文字視標 ... 10
3. コントラスト感度，MTF ... 11
4. 測定距離と視力 ... 12
5. 視力値の系列 ... 13

Ⅱ．屈折・調節について ... 15
1．眼球光学系 ... 15
1. 屈折の法則 ... 15
2. 面屈折 ... 15
3. 眼球光学系 ... 16

2．屈折異常 ... 18
1. 遠点と近点 ... 18
2. 屈折異常の種類 ... 18
3. 屈折異常の成因 ... 19
4. 屈折異常の程度 ... 19
5. 屈折異常を矯正するレンズ ... 20

3．調節 ... 26
1. 調節の手がかり ... 26
2. 調節の機序 ... 26
3. 加齢と調節力 ... 27
4. 調節域 ... 27
5. 調節力の測定 ... 27
6. 調節誤差 ... 28

Ⅲ. 視力検査の実際 ... 29

1. 視力検査の条件 ... 29
1 視力表 ... 29
2 検査室の環境 ... 29

2. 視力検査の流れ ... 30
1 視力検査の流れ ... 30
2 視力検査の注意点 ... 31
3 視力に影響する因子 ... 31

Ⅳ. 屈折検査の実際と必要な知識 ... 36

1. 他覚的屈折検査 ... 36
1 オートレフラクトメータ ... 36
2 検影法のコツ ... 40

2. 瞳孔間距離測定 ... 44
1 遠見瞳孔間距離測定 ... 44
2 近見瞳孔間距離測定 ... 45

3. 自覚的屈折検査 ... 47
1 用意すべき器具 ... 47
2 自覚的屈折検査の流れ ... 48
3 乱視の検査 ... 52
4 不正乱視の屈折状態と測定方法 ... 62
5 近見視力検査 ... 68

Ⅴ. 小児の視力・屈折検査の進め方 ... 70

1. 調節麻痺薬 ... 70
1 小児の視力・屈折検査の特徴 ... 70
2 調節麻痺薬の役割 ... 70
3 調節麻痺薬の種類と作用・副作用 ... 71
4 調節麻痺薬の使い方 ... 73

2. 弱視がない場合 ... 75
1 他覚的屈折検査 ... 75
2 視力検査 ... 75
3 屈折異常の種類による留意点 ... 77

3. 弱視がある場合 ... 78
1 弱視 ... 78
2 屈折検査 ... 78

❸ 固視検査 ··· 79
　　　❹ 検査の留意点 ·· 80
　4．心因性視力障害の測定方法 ··· 81
　　　❶ 心因性視力障害のタイプ ·· 81
　　　❷ 検査の留意点 ·· 81

Ⅵ．眼疾患のある症例で注意すべき視力・屈折検査の進め方　84
　1．角膜疾患 ·· 84
　　　❶ 角膜の光学系としての特徴 ·· 84
　　　❷ 角膜疾患と乱視 ··· 84
　　　❸ 角膜の形状解析検査 ·· 84
　　　❹ 視力・屈折検査の留意点 ·· 86
　　　❺ フーリエ解析や波面収差解析を利用した矯正 ···································· 87
　2．水晶体疾患 ··· 90
　　　❶ 水晶体の構造 ·· 90
　　　❷ 白内障 ·· 90
　　　❸ 水晶体位置異常 ··· 94
　3．屈折矯正手術 ·· 97
　　　❶ 屈折矯正手術の現状とその理論 ··· 97
　　　❷ 屈折矯正手術の適応 ·· 98
　　　❸ 屈折矯正手術前の視力検査 ··· 98
　　　❹ 屈折矯正手術前の他覚的屈折検査 ·· 99
　　　❺ 屈折矯正手術前の自覚的屈折検査 ·· 99
　　　❻ 屈折矯正手術前の矯正度数の決定 ·· 100
　　　❼ 屈折矯正手術後の視力検査・屈折検査 ·· 100
　　　❽ 再手術 ·· 101

Ⅶ．専門用語とその解説　102
　1．非球面レンズ ·· 102
　　　❶ 眼鏡レンズに使用される非球面とその形状 ······································· 102
　　　❷ 非球面レンズの特徴 ·· 102
　　　❸ 非球面レンズの種類，最適化レンズ ··· 103
　2．累進屈折力レンズ ·· 105
　　　❶ 累進面とは，その概念 ··· 105
　　　❷ 累進レンズの光学特性 ··· 106
　　　❸ 累進レンズの種類と選択 ··· 107
　　　❹ 新しい累進レンズ－累進面の配置とカスタマイズ ······························ 107

3．身体障害者手帳における視力検査など······110
　　　　■1 身体障害者手帳······110
　　　　■2 障害程度等級表（視力障害）解説······110
　　　　■3 身体障害者診断書・意見書の作成について······111
　　　　■4 視覚障害の状況および所見について······111
　　　　■5 障害程度の認定について······115

Ⅷ．専門機器とその解説 ······116
1．角膜形状解析検査 ······116
■1 角膜トポグラファーの構造の種類と特徴······116
■2 各装置の特徴と測定のコツ······117
2．波面センサー ······122
■1 波面センサーの構造の種類と特徴······122
■2 各装置の特徴と測定のコツ······123
3．眼科臨床における補償光学 ······128
■1 補償光学とは······128
■2 補償光学を用いた眼底カメラの特徴······128
■3 補償光学眼底カメラの基本原理······128
■4 補償光学眼底カメラの臨床応用······129

索引······133

I. 視力について

1. 視力を理解するための視覚生理学

　古くから見え方の基準として星が用いられた。北斗七星の柄の端から2番目の星ミザールと，そのすぐそばにある星アルコルである。この2星の間隔が1分であることから，最小分離閾の正常値を1分とするようになったようである。19世紀にKüchler（1843），Snellen（1862），Giraud-Teulon（1862），Landolt（1888）らにより，いろいろな視力測定用の視標 図1-1 が考案された。また，最小視認閾，最小分離閾，最小可読閾のどれをもって視力を表すのが適当かという議論もなされた[1]。

　1904年の第10回国際眼科学会でHessのもとに委員会が発足し，1909年の第11回国際眼科学会で視力検査法および記載法が承認された。ここでは，視標には原則としてランドルト環 図1-2左 を用い，文字視標も許される。視力値は小数で表示する。眼科における視力は実用が優先されるので，学問的な意味での最小分離閾を測るのではない，というようなことが述べられている。

　国際眼科学会で決められたのであるが，すでにSnellen視力表が普及していたため，欧米においてはほとんど用いられず，現在に至るまでSnellen視力がスタンダードである。Snellenの文字は視角5×5分の大きさで線の太さは1分である。文字によって判読しやすいものとしにくいものがあり，使用される文字は限られている。セリフのついた文字 図1-2中 であったがSloanが改良して，現在はセリフのない文字 図1-2右 が一般に使われている。

　わが国では，片仮名，平仮名，絵などを使った種々の視力表が考案されたが，現在はランドルト

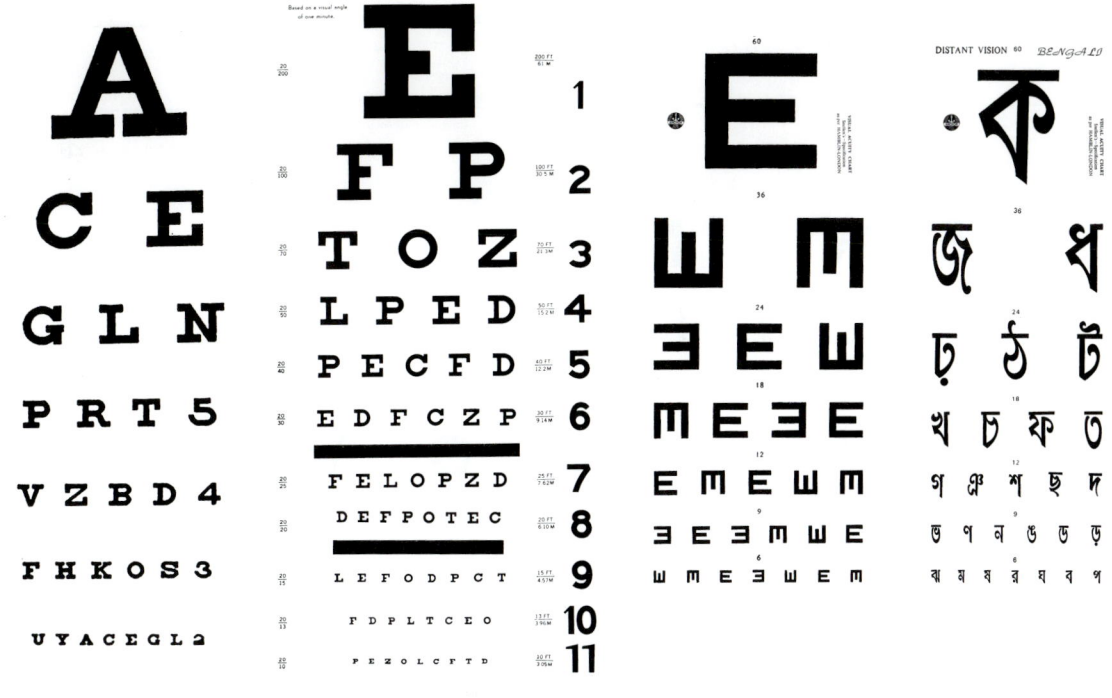

図1-1　Snellen視力表

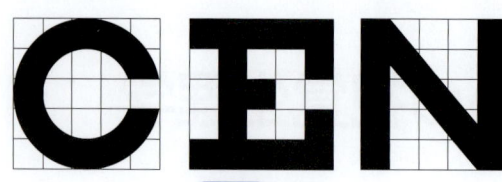

図1-2 視標
左からランドルト環，セリフ付きSnellen視標，セリフなしSnellen視標。1.0の視標では全体が5×5分で，小さい正方形が1×1分である。ランドルト環は外周が5分であるから，右は外の正方形のやや内側になる。非常に細かいことをいうと切れ目は1×1分ではなく，1.00×1.03である。

環が最も広く用いられている。

最近，米国でETDRS chart（図1-3）が注目されている[2]。文字視標で，視標の段階を対数にし，視力表示を最小分離閾の対数で表すというものである。

このほかに，近距離視力表，字ひとつ視力表，コントラスト感度，色を使用したものなど種々の視力検査がある。

1 視力の生理機構

中心窩近辺では視細胞1個と神経節細胞1個が接続しているといわれる。数的には1:1であるが，数個:数個の接続である。

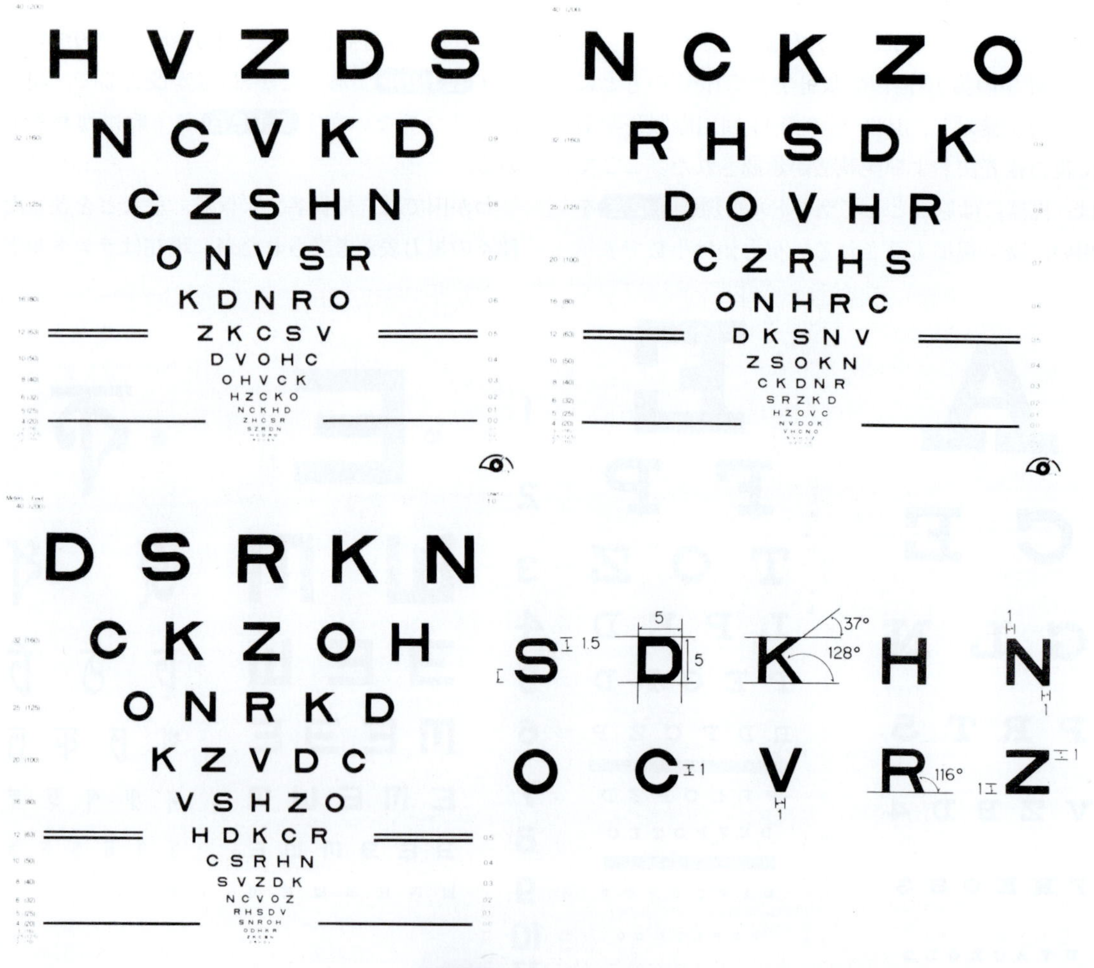

図1-3 ETDRS chart[2]
3つのチャートがあり，右眼，左眼で別々のチャートを使う。右下に文字を示した。Snellen視標とは少し異なっている。

視細胞は暗黒中では細胞膜のNaチャンネルが開いており、Na$^+$透過性が高いが、光が入射すると光の量に応じてNaチャンネルが閉じ細胞内の電位が低下する。一般の神経細胞がall-or-noneのパルスでの興奮を示すのと違って、アナログの応答である。視細胞は光が当たることで興奮するon型で受容野は細胞の大きさである。これに接続する双極細胞は多数の視細胞（錐体および杆体）と接続しており、その範囲が双極細胞の受容野になる。受容野の中心部に光が当たったときに興奮するon中心型細胞は、周辺部に光が当たったときは、かえって抑制される。すなわち、on中心off周辺の同心円状の受容野である。off中心型細胞はこの反対になる。

神経節細胞にも同様にon中心型とoff中心型が存在する。それぞれに細胞が大きなm-cellと小さなp-cellがあるので、組合せで大きく分けて4種類の細胞がある。網膜全体で約100万の神経節細胞があるが、このうち80%はp-cell、10%はm-cellで、どちらにも分類されない細胞が10%存在する。p-cellは密度が高く、色に対応し、受容野は小さい。p-cellの受容野中心部の直径は、偏心度5°以内では直径2分であるが、m-cellは中心窩で4分、偏心度5°で5分である。視力に関係するのはp-cellで、中枢では側頭葉に関連が深い[3]。

視力としてはいろいろな機能が測定されるが、基本的には分解能、最小分離能minimum angle of resolution（MAR）である。2点を分離するためには、網膜に投影された像において、2点の間に1個の錐体が存在する必要があると考えられていた。

1点から出た光はレンズを通ると1点には結ばず、ある広がりをもった像になる。接近した2点の網膜像は頂点を2つもつ山のようになり、頂点と頂点の間の窪みが認識できれば2点と感じる[4-6]。

外界の1点がどのような形に結像するかがpoint spread functionで示される。眼光学系のpoint spread functionを測定して、見え方や視力を推定するような研究も進んでいる。また、心理物理実験から、神経節細胞の受容野の大きさが2点分離

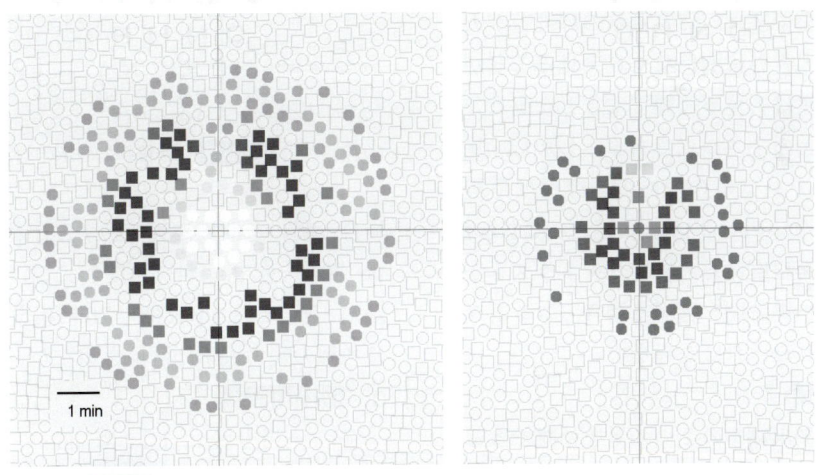

図1-4 ランドルト環による網膜神経節細胞の興奮のシミュレーション

1.0（左）、2.0（右）のランドルト環が網膜に投影されたときの神経節細胞（p-cell）の興奮状態。網膜上で切れ目が上である。丸はon-cell、四角はoff-cellである。興奮している細胞のみがグレースケールで示され、on-cell興奮は白色、off-cellの興奮は黒の濃度で表されている。丸および四角の大きさは神経節細胞の受容野中心部の半分の径で表示されている。ランドルト環の部分ではoff-cellが興奮し、その周囲ではon-cellが興奮している。

1.0の視標では、ランドルト環とその切れ目に合致してon-cellの興奮とoff-cellの非興奮があるが、2.0視標では切れ目に興奮したon-cellがなく、off-cellのわずかの興奮がみられる。興奮の程度と数が閾値を決定していると考えられる。2.0より小さい視標では、切れ目の部分がほとんどわからなくなった。

の閾値と同じ値になるともいわれている[7]。

網膜にランドルト環が投影されたときの神経節細胞の興奮状態を，既知の受容野の形，密度などをもとにシミュレーションすると 図1-4 のようになった。図の左は1.0の，右は2.0のランドルト環である。小さい視標では，興奮している細胞が少ないだけでなく興奮も小さく，特に切れ目に相当する細胞が識別できない。このシミュレーションにおいて2.0が閾値近辺であろう。

ここでは，光学的な要素は考慮されていないが，網膜に投影されたランドルト環にpoint spread functionを乗じ，網膜の細胞の閾値，神経節細胞の欠損率などを乗ずると視力のシミュレーションができると思われる。

2 視覚機能と視力

a. 最小視認閾

どれだけ小さな点を見ることができるかという視力である。森実式ドットカードは，紙に描いた黒点の大きさで最小視認閾を測る装置である 図1-5 。

極端なことをいえば，点と背景の輝度差が大きければ，点の大きさに関係なく点を見ることができる。夜空の星は天体望遠鏡で大きさを測ることができないほどの小さい点である。しかし，星の輝度が高いので見えるのである。輝度は距離によって変化しないので非常に小さい点であるが，輝度は太陽表面程度あるわけでコントラストが非常に高い。最小視認閾を論ずる場合，コントラストを考えに入れなければならない。

b. 最小分離閾

ミザールとアルコルの2つの星を分離できる能力を視力の基準にしたことを前述した。このほかに，2つの線，縞などを使う方法がある。ランドルト環も最小分離閾の検査であるが，厳密には，純粋に分離閾だけでなく，パターンで判断する最小可読閾の要素もあるといわれている。

表現法としてはMARの値をそのまま使う方法がある。MARの逆数が小数視力で，これを分数で表したものが分数視力である。また，縞を使う

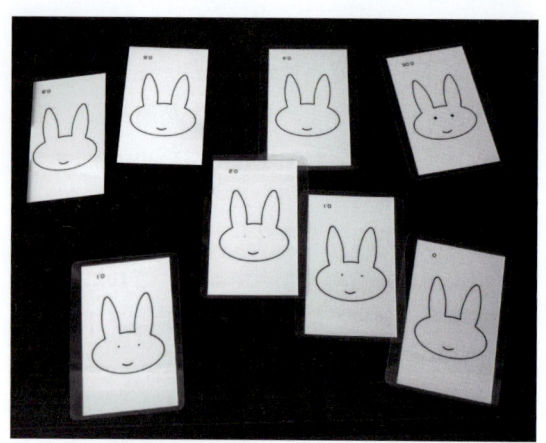

図1-5 Morizane Dot Card "うさぎ"
ウサギの目の大きさが最小視認閾を表す。

MAR(分)	分数	小数	対数	log MAR	空間周波数
0.5	20/10	2.0	2.0	0.3	−0.3	60
0.67	20/13	1.5	1.6	0.2	−0.2	
0.83	20/15	1.2	1.25	0.1	−0.1	
1.0	20/20	1.0	1.0	0.0	0.0	30
1.25	20/25	0.8	0.8	−0.1	0.1	
1.67	20/30	0.6	0.64	−0.2	0.2	18
2.0	20/40	0.5	0.5	−0.3	0.3	
2.5	20/50	0.4	0.4	−0.4	0.4	12
3.33	20/70	0.3	0.32	−0.5	0.5	
			0.24	−0.6	0.6	
5.0	20/100	0.2		−0.7	0.7	6
			0.16	−0.8	0.8	
			0.125	−0.9	0.9	
10.0	20/200	0.1	0.1	−1.0	1.0	3
			0.08	−1.1	1.1	
			0.064	−1.2	1.2	1.8
20.0	20/400	0.06				
		0.05	0.05	−1.3	1.3	1.5

図1-6 各種視力表示の対照表

場合，縞の空間周波数で表すことが多い。この場合，30 cycle/degree（角度1°に30サイクルの縞）がMARの1分，小数視力1.0に相当する。図1-6 に各種の視力表示の関係を示した。

c. 最小可読閾

Snellen視力表や，ETDRS chart，仮名文字視力表などがこれである。文字を読むことで測定するので，MARを測っているのではないが，一般にMARが1分の人が読める字の大きさが基準になっている。しかし，機能測定という点を考えると，ランドルト環のような抽象的な図を使って測る方が適当であろう。文字視標は素早く測定できるという長所があるが，その文字を頻繁に使用している人と，そうでない人とでは読み方が異なる。

図1-1右のような視力表は筆者には読むことができない。

わが国でも片仮名視標，平仮名視標，数字視標，動物影絵視標，井上鉤など多くの視標があり，片仮名や平仮名が多く使われていた。1964年に視力検査基準が発表され，また学校での視力検査にランドルト環が用いられるようになり，眼科臨床での視力検査がランドルト環で行われるようになった。移行の当初はやや面倒な点もあったが，測定の信頼性が高いので非常に良いと感じたものである。読みやすい字と読みづらい字がない点，被検者が記憶しにくい点，などである。ランドルト環は学校で使われるのでよく知られるようになり，被検者の応答も良く，現在はごく普通のこととしてランドルト環が使われている。

一方，外国では，文字視標が一般的である。ランドルト環が煩雑であるという観念が染みついているようである。

ETDRS chartのことをlog MAR視力表とよぶことがある。ETDRSはSloan letterとよばれるローマ字で，最小可読閾を測定するものであり，最小分離閾を測定するものではない。MARは心理物理の分野で古くから使われていたもので，ランドルト環視力や縞視力で測定されている。実験で文字とランドルト環とで測った視力に差がない[2]とされているが，最小可読閾とMARは区別するべきである。わが国で市販されているランドルト環を使ったETDRS配列の視力表であれば，log MARとよぶことは差し支えないと考える。

d．光覚閾値

暗黒の中でどれだけの光が見えるかの絶対的な光の閾値である。最高に暗順応された眼に光子1個が入射すると光覚が生じるといわれる。臨床で使われることはない。

e．輝度識別閾，明度識別閾

視野測定のように，一定輝度の背景と一定面積の視標の輝度差を識別する閾値である。

f．副尺視力

線のずれを感ずる閾値である。副尺とは長さなどを測るために使われる装置である。図1-7で

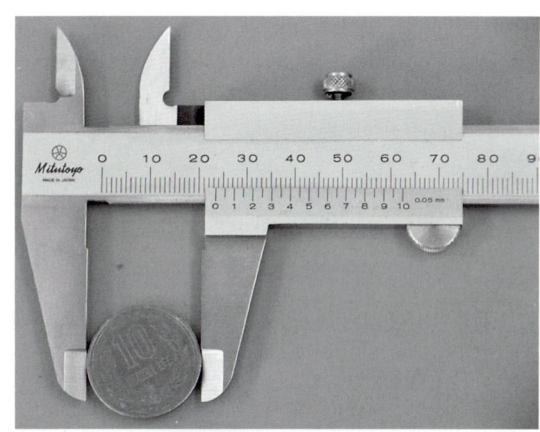

図1-7 ノギスの副尺
副尺の目盛り5と正尺の目盛り43とのずれが最も少ない。10円硬貨の直径は23.50 mmと読むことができる。副尺の目盛り4.5あるいは5.5は5と比べてずれているのがわかる。このずれは0.05 mmで，50 cmの距離からみると0.35分であるから，3.0の視力に相当する。

は，上下の線がずれないところを読むことで0.05 mmの精度になる。図1-7の場合は23.50 mmである。上の目盛り線と下の目盛り線は20目盛りで1 mm異なっており，上の目盛り間隔と下の目盛り間隔の差は0.05 mmである。目盛り線のずれは50 cmから十分に識別することができるが，この場合，ずれは視覚0.35分である。

線のずれを識別する閾値は10秒といわれている。これは網膜の視細胞の大きさや間隔からは説明できない鋭敏さである。

眼球の固視微動や中枢の処理が考えられているが，十分に明らかにされていない。

3 閾値測定

a．心理物理学における閾値，恒常法

眼科の自覚検査は心理物理学にもとづいている。心理物理学では，視力，視野，色覚など知覚を数値化し数式で表す。知覚を数値化するために閾値測定が行われる[8]。

閾とは敷居という意味である。刺激の値が敷居を越えると反応が起こるが，それ以下の刺激では反応が起こらないという考えである。しかし，刺激が閾値を越えると100%反応が起こるわけではない。閾値に近い輝度の光を繰り返して呈示した

I．視力について

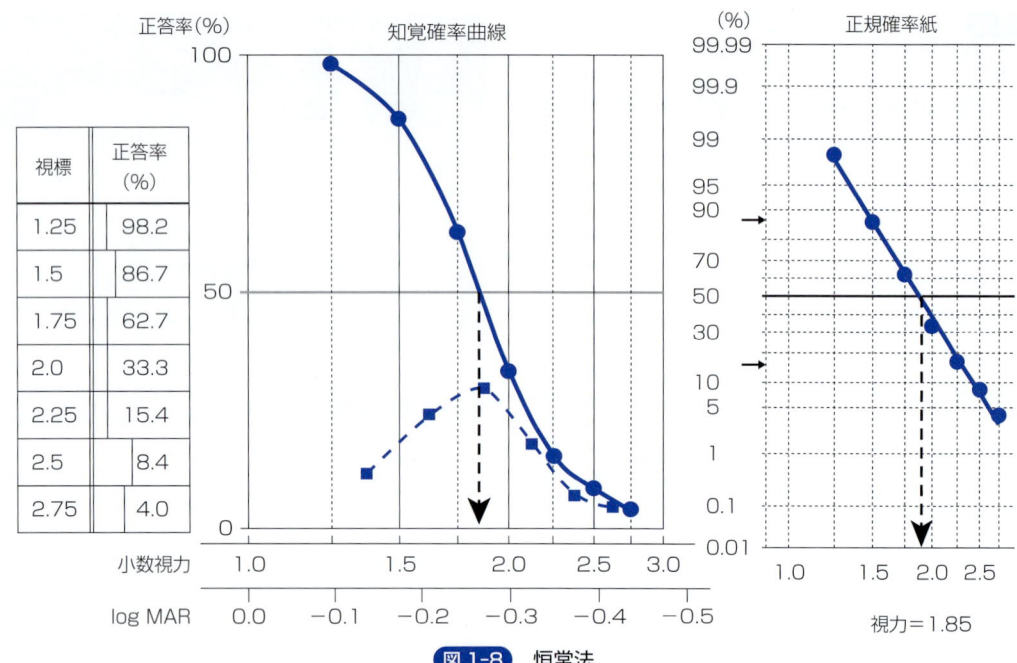

図1-8　恒常法
強制選択法で，各指標150回の試行から正答率を算出した．中央の図は，縦軸に正答率，横軸に視力の対数をとったグラフで，知覚確率曲線という．点線は微分値である．右は，正規確率紙にプロットしたものである．50％が閾値，小さい矢印は標準偏差を表す．

場合，常に同じ反応があるのではなく，あるときは見え，あるときは見えないという現象が起こる．すなわち，閾値付近では，刺激の強さに応じてある確率（知覚確率）で感覚が起こるのである．少し強い刺激では確率が高く，弱い刺激に対しては確率が低い．一例を 図1-8 に示す．1.25から2.75の視標をそれぞれ150回，総計1,500回ランダムに呈示した結果である．刺激の強さを横軸に，正答率を縦軸にとると，S字型のカーブが得られる（上部の実線）．これを知覚確率曲線という．微分すると正規分布になる（下部の点線）．知覚確率曲線で確率が50％になる刺激強度を閾値とする．

正規確率紙にプロットして 図1-8右 直線になれば正規分布していると見なされ，50％に対応する刺激強度をもって閾値とすることができる．本例の場合は，log MARで−0.268，小数視力で1.85が閾値であった．このように多数の試行の結果から計算するので，刺激感覚より細かく，小数点下3桁までの値が算出されている．

心理物理の測定値にはある一定の広がりがあり，これは正規分布する．正規確率紙の直線の傾きが分布を示し，被検者固有の値である．測定の試行数を増やすとプロット点はこの直線に近づくが，直線の傾きは変わらない．この例では，視力はlog MARで−0.268±0.090である．

図1-9 は恒常法によって得られた知覚確率曲線である[10]．1名の正常者で，拡散板で視力を低下させて測定したものである．視標は字ひとつのランドルト環である．閾値（log MAR±標準偏差）は右から−0.36±0.07，−0.11±0.06，0.40±0.13，0.68±0.17であった．曲線の傾きは高視力と低視力で異なっている．確率80％と20％との間でlog MARの差は，最も右の曲線では0.12であるのに対し，最も左の曲線では0.35である．対数では，視覚の特性がlinearになるとは限らないのである．感覚は物理量の対数に比例するといわれる．これは感覚の中間部分のことで，広範囲にわたって成立するものではない．対数で同じ改善でも，0.5が1.0になったのと，0.01が0.02になったのでは患者にとって同程度の改善とは感じられないであろう．知覚確率曲線の傾きからみても，低視力を細かい段階で測定することは無意味であろう．

1. 視力を理解するための視覚生理学 ● 7

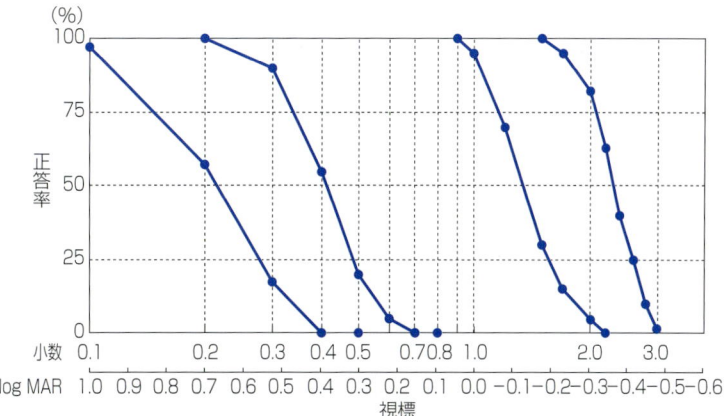

図 1-9 種々の視力での知覚確率曲線
拡散板を用いて視力を落として測定した。視力によって傾きが異なる。

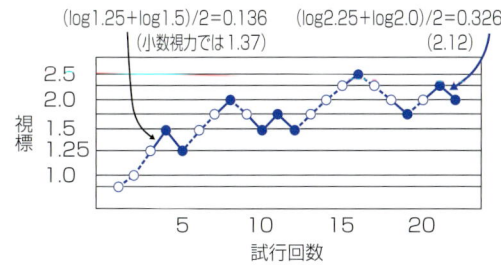

10個の変化点について平均する（対数）。
(0.136+0.136+0.272+0.210+0.210+0.210
+0.375+0.272+0.326+0.326)/10=0.2474
小数に直すと　1.796

図 1-10 上下法
0.9 から始めて、正答すれば 1 段階上昇、しなければ下降する。1.25 までは正答したが 1.5 で誤答したので、閾値を (log 1.25＋log 1.5)/2＝0.136 とする。正誤が変化したので上昇下降を変える。次に 12.5 は正答なので閾値は同じ。同様にして続け、正誤の変化の数があらかじめ決めた値になると試行を終わる。ここでは 10 回としている。10 個の閾値を平均する。

測定には，測定そのもの（試行数が少なすぎる，刺激の設定の不適当など）によって起こる誤差と，固体のもつ心理的な分布に伴う誤差の 2 者が存在している。測定そのものによる誤差は検者の努力などにより減らすことができるが，心理的な分布による誤差は減らすことができない。一方，測定により分布がわかれば，統計的な処理が可能である。

一般の眼科検査ではこれほどの厳密さでの測定は行われないが，このような分布を求める測定を行うと，治療前後の視力の変動が有意であるか否かを判定することも可能である。簡便な測定法の開発が待たれる。

b．閾値測定の方法

1）恒常法

前項で述べたように，数段階の刺激を多数回呈示して正答率から閾値を求める方法を心理物理学で恒常法 constant method といい，この分野の研究では最も広く用いられている。しかし，数百回の試行を行うことは臨床では不可能である。

2）極限法と調節法

刺激に一定ステップの上昇系列と下降系列を作っておき，上昇系列では見えない刺激から始めて，正答になるまで刺激を強くしていく。下降系列では，見える刺激から見えない刺激まで弱くしていく。これを繰り返して正答の出る刺激強度を平均して閾値とする。これを検者が行うのを極限法，被験者が自分で行うのを調整法という。厳密さに欠けるのであまり使われない。

3）上下法

上下法 up-and-down method は，まずある大きさの視標（例えば 0.5）を呈示する。正答すれば一定のステップで 1 段階小さくする（0.6）（下降系列）。また正答すればさらに 1 段階下げ（0.7），見えなければ次は 1 段階上げる（0.6）（上昇系列）。このように今回の反応と前回の反応が逆転すると，上昇，下降の系列を切り替える。逆転の数が一定数（10 回程度）になったところで試行を終える。

逆転が起こった刺激と、その一つ前の刺激の中央値を平均して閾値を求める 図1-10 。試行回数が恒常法より少なくてすむ方法である。

4) Bracketing 法

上下法では刺激強度のステップ幅は一定である。これに対し，初めは粗いステップで，逆転が起こるたびにステップ幅を細かくして一定のステップ幅になったところで試行をうち切り，そのときのステップの中間値を閾値とするという方法がある。閾値を上下からはさみ込んでいくのでbracketing法という[8]。静的視野の閾値測定で用いられる方法である。上下法の変形といわれるが，閾値として現れる値は1個であり，10個ほどの値を平均する上下法とは異なっている。

c. 閾値の決定法と強制選択法

ここでは閾値を正答確率50%に対する値とした。確率何%を閾値とするかは刺激と応答の方法で異なる。

心理物理学で好んで用いられる測定法に強制選択法 forced choice methodがある。例えばランドルト環による視力測定において，上下左右の4種類を呈示し，どれかわからなくても必ずどれかを答えなければならないという方法である。強制4肢選択法では，わからなくてランダムに答えてもまぐれ当たりで25%の正答が得られることになる。この場合，知覚確率曲線は全体として底上げされて，右端で確率が0ではなく25%になる（図1-11 の粗い破線）。この曲線の中間の値，すなわち62.5%を閾値とする。これは実は見かけの正答確率である。まぐれ当たりを除いた真の確率は50%である。

一方，「わからない」という選択肢を許した場合は，選択肢は5つになるが，右端は20%になるのではなく，ほぼ0%になる（図1-11 の細い破線）。選択肢の比重が同一ではないからである。

正規確率紙にプロットする場合や，統計的な計算を行う場合は，次の式により底上げを補正する計算を行う必要がある。

$$\frac{R - N \times p}{N(1 - p)}$$

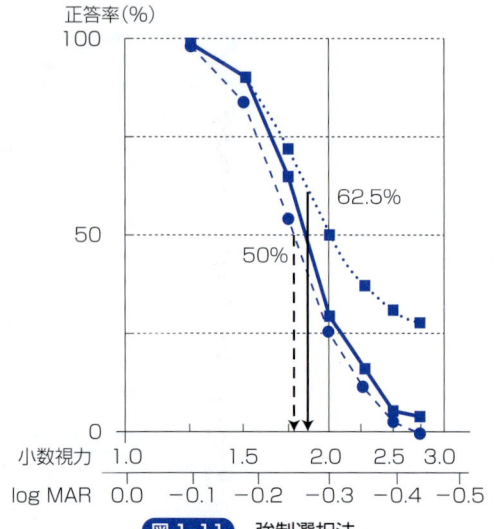

図1-11 強制選択法

上下左右の視標で測定し，被験者は切れ目がわからないときも何か答える。結果は点線のグラフのようになった。まぐれ当たりでも25%の正答となるので，視標を小さくしても0%の確率にはならない。実線は本文中の式によって補正したものである。補正前の曲線の62.5%および補正後の50%から求めた視力は1.85で，別に測った「わからない」を許す方法（細い破線）では1.80でほぼ一致した値である。

Nは呈示回数で，この例では150回である。Rは正答数で，このなかにはまぐれ当たりが含まれている。pはまぐれ当たりの確率で，この例では視標の種類が上下左右の4であるから，確率は1/4である。$N \times p$は呈示回数にまぐれ当たりの確率pをかけたもので，まぐれ当たりの数である。これを全正答数から引くと，まぐれ当たりを除いた正答数になる。$N(1-p)$はまぐれ当たりを除いた呈示数。したがって，右辺は，まぐれ当たりを除いて真の正答数を真の呈示数で割ったもので，これが真の正答確率になる。

各視標において，この計算を行い，プロットしたのが 図1-11 の実線の曲線である。

切れ目が縦横の4方向の強制選択法で，被験者がそれを知っている場合は，まぐれ当たりの確率は25%であるが，斜めを加えた8方向の場合は，12.5%である。ETDRS chartでは10文字が用いられているので10%であるが，被検者がアルファベット全ての文字があると思っていると約4%になる。強制選択法の場合は，被験者への説明が大

切である。

　以上は恒常法による100回以上の試行で得た結果であるが，臨床の測定においては，強制選択法と「わからない」を許す方法とで視力値に差が出るのであろうか．コンピュータでランダムに字ひとつ視標を呈示する方法で，5個のうち3個以上見えた最小視標を視力とする一般の測定法を用いて比較してみた．それぞれの方法で10回測定したところ，log MAR表示で，強制選択法では－0.262 ± 0.072，「わからない」を許す方法で－0.195 ± 0.030であった．小数視力では，強制選択法で1.83，「わからない」を許す方法で1.57である．強制選択法の方が半段階ほど高い視力が得られた．これは正常被験者の高視力での値である．この差は知覚曲率曲線の傾きが一定ではないので一般的とはいえないが，強制選択法ではやや高い視力値になっている．ここでは，いずれの測定でも5個の視標のうち3個正答解，すなわち60%を閾値としており，まぐれ当たりを補正していない．

　研究者は強制選択法を好む．切れ目の方向がわかって答えるのとわからないのとでは，答の重み付けが同じではないという理由である．まぐれ当たりの確率分の試行は無駄になるので，試行数が増える欠点がある．

　知覚確率曲線の右端は「ほぼ」0%と書いた．暗視現象やノイズのために，視標が呈示されていなくても反応が起こることがあるため0にはならない．試行の途中に0の刺激（false stimulus）を挿入して，うその応答（false response）を確かめることが行われている．視野用紙にはfalse positive errorとして記載されている．また，当然見えるべき視標輝度の刺激を呈示して反応がない場合，false negative errorと記載される．うその応答による底上げを念頭において，閾値を50%ではなく55%や75%に設定することもある．

● 参考文献 ●

1) Linksz A：The Development of Visual Standards：Snellen, Jaeger, and Giraud-Teulon. Bull NY Acad Med 51：277-285, 1975.
2) Ferris FL, Kassoff A, Bresnick GH, et al：New Visual Acuity Charts for Clinical Research. Am J Ophthalmol 94：91-96, 1952.
3) 金子章道：眼球．入来正躬，他編，生理学1，文光堂，東京，187-212，1986.
4) 魚里博：波動光学(物理工学)の基礎．西信元嗣編，眼光学の基礎，金原出版，東京，82-94，1990.
5) 所敬：屈折異常とその矯正 改訂第4版，金原出版，東京，29-52，2004.
6) 山地良一：視力．大塚任，他編，臨床眼科全書 第1巻，金原出版，東京，1-66，1969.
7) 乾敏郎，可児一孝，三宅誠：ヒト網膜X細胞受容野密度と視力．神経眼科 6：391-395，1989.
8) 福田秀子，可児一孝：閾値とその測定法．神経眼科 7：291-298，1990.
9) 可児一孝，西田保裕：視力の生理学1 視覚生理学的側面．神経眼科 18：246-251，2001.

（可児一孝）

Ⅰ. 視力について

2. 視力の表示法

1 ランドルト環

a. 第10回国際眼科学会

ランドルト環（図1-2左）は1888年にEdmund Landoltによって作られた視標で，国際眼科学会で標準として定められたように，それ以前の文字を使った視標とは異なり多くの長所があった。

ランドルト環は外径が5分，内径が3分の円で一部に1分の切れ目がある。第11回国際眼科学会では，切れ目の幅が1.5 mmとされた。これを5 mの距離から見ると1.03分である。1分は5 mでは1.45 mmである。

b. 文部省科学研究費総合研究視力研究班

1962，1963年度研究班が視力検査基準を作った。ここでは視力表を標準視力検査装置，準標準視力検査装置，特殊視力検査装置に分けている。視標の大きさは1.0用で，外径7.5 mm，太さと切れ目は1.5 mmである。

標準視力検査装置では，ランドルト環のみで視標の誤差±3％以内，コントラスト90％以上，背景輝度500±150 rlx（asb），準標準視力検査装置では，それぞれランドルト環以外（ランドルト環を含めてもよい）の視標，±10％以内，85％，視標面照度400〜800 lx，その他，種々の規程がある。視力の決め方について，標準視力検査装置では，5回呈示で3回，6回呈示で4回の正解を視力とする。準標準視力検査装置では，3回呈示で3回，4回呈示で3回，5回呈示で4回の正解を視力とするとされている。

c. ISO, JIS

1994年，ISO 8596および8597が制定され，わが国では2002年にこれに準拠したJIS T 7309と7310が規定された[1]。これは1988年の日本工業規格を改訂したもので，最も新しい規格である。この規格は工業規格であり，臨床にそのまま当てはめなければならないわけではないが，参考になることは多い。

ISOにはない準標準視力検査装置や特殊視力検査装置の規程もある。E文字，片仮名，平仮名，数字，ローマ字などの文字視標や図形視標については，臨床試験的に相関づけられた視標とし，その試験方法も定められている。

視標の大きさは対数系列になった。小数表示である。視力値の段階は$10^{1/10}$（1.2589），すなわち1 dBステップ，小数表示で，別の段階を追加してもよいとされた。視標の精度は±5％に緩和された。輝度は80〜320 cd/m^2（推奨200 cd/m^2）である。200 cd/m^{2}は638 asbである。コントラストは74％以上となった。90％は紙では作れないし，それほどの高コントラストのものを見ることはないので，妥当な改訂である。

2 文字視標

視力の測定は文字を読むことから始まった。最小可読閾で，実用的ではあるが測定している機能が曖昧であることは否めない。代表的なものはSnellen視力表である。

最近，ETDRS chart（図1-3）が用いられるようになった[2]。early treatment of diabetic retinopathy study（ETDRS）が視力測定に採用した視力表である。これは基本的にはSnellen視力表であるが，いろいろな特徴がある。

1）文字視標が改訂され，Snellen視力表の文字も改良が加えられてきたが，文字によって読みやすいものと読みにくいものが存在する。AやLは読みやすいがEは読みにくい。文字に検討を加え，実験を行ってランドルト環を含めて同程度の読みやすさである文字を選び，5文字の組み合わせを

作っている[2]。

2）文字間隔が文字幅に等しい。

3）文字列の間隔が次の列の文字高と等しい。

4）文字の大きさは対数系列で，1段上が1.2589倍（0.1 log unit）になる。

5）視力はlog MAR（最小解像角度の対数）で表す。

6）4mの距離で，最上段から5文字をゆっくり読ませる。検者はチャートと同じ配列の文字が書かれたチャートをもち，正答できた文字を丸で囲む。1つの文字は1回だけ読む。最上段が見えにくいときは1mに近づく。

左右眼でチャートを変える。

7）判定は，1段の5文字が全部正読できた最小の視標の値が基準になる。読めない文字がある場合は読めた文字数に0.02を乗じた数を基準値から引く。例えばlog MAR＋0.4（小数視力0.4）が全部正解でlog MAR＋0.3（小数視力0.5）が3個正解であれば，＋0.4−（3×0.02）＝0.34を視力値とする。

ETDRS chartには次のような問題点がある。

1）文字視標である。

log MARとされているが，最小可読閾の測定である。文字ごとの読みやすさはほぼ同じで，ランドルト環ともほぼ同じであるとされている[2]。しかし，最小分離閾を測っているのではないので，MARという表現ではなく，MARと等価というべきであろう。

2）文字間隔

上と左右は文字視標と同じ間隔，下は0.794倍の間隔である。これは字づまり視標であり，JISやISOの規定（0.4〜1.0では3倍）とは異なっている。読み分け困難による視力低下を考えに入れて測定値を読む必要がある。

3）判定法

見えた視標の数に応じてステップの中間の値を視力とするというのは新しい方法である。これは，従来の知覚確率曲線の50％の確率の刺激値を閾値とするというやり方とは異なっている。

図1-12 に先の例をプロットした。log MARで＋0.4が100％正答，＋0.3が60％正答である。点線のように線を引くのが一般的な方法であるが，＋0.4の100％から＋0.3の0％に直線を引き，＋0.3の60％を通るように平行移動し，100％になる値を読むと＋0.34が得られる。このように考えると，ETDRSの視力の判定法は，心理物理学の知覚の閾値の考え方とは異なった理論にもとづいており，必ずしも全面的に賛成できるものではなさそうである。

3 コントラスト感度，MTF

カメラレンズの解像力を表すために，以前は

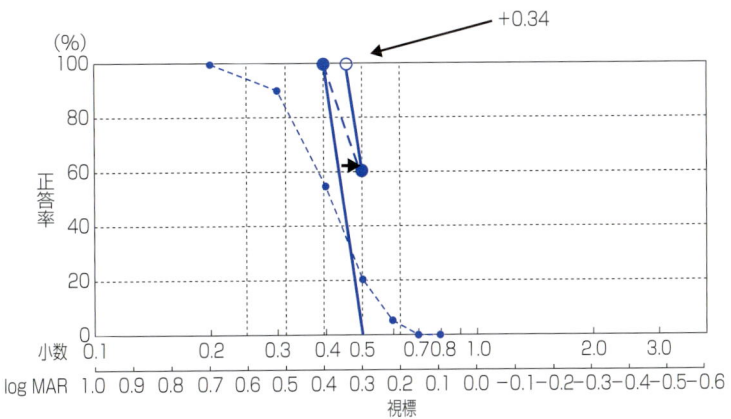

図1-12 ETDRSの視力値算出方法

例として，log MARで＋0.4が5個，＋0.3が3個正答であるとする。0.4の100％と0.3の0％を結ぶ直線を引き，＋0.3％を通る平行な直線を引く。その直線が100％と交わった値が視力値となる。心理物理学で確立している閾値決定法とは異なっている。

100本/mmというような表現が使われていた。これは，コントラストの高い白黒の縞を写したときに，フイルムの1mmの中に100本の線が何とか区別できるという意味である。縞のコントラストが変わると何本という値は変わってくる。また，実際の写真撮影では，コントラストの高い被写体だけではなく，低コントラストの部分の描写力がレンズの性能として大切である。このような考えから，いろいろな空間周波数の縞で，どのくらい低いコントラストまで描写できるかを測定することが行われるようになった。これは空間周波数それぞれでの写真の再現特性である。空間周波数に応じた利得の特性といってもよい。一般的には変調伝達関数 modulation transfer function（MTF）という。カメラレンズでは低い空間周波数は利得が一定で，高周波数になると低下する。low pass あるいは high cut の特性である。MTFはレンズの特性のすべてを表しており，これがわかればどのような写真が撮れるかを計算することも可能である。

MTFに注目することにより，非常に優れたレンズが作られるようになった。手術顕微鏡においては，トラベクロトミーでシュレム管壁がよく見えるか否かは解像力ではなくMTFの良否にかかっている。

MTFの測定は，種々の空間周波数の正弦波状に変化する縞の印刷されたテストチャートをカメラレンズの前に置き，フイルムのところに取り付けたセンサーで波形を記録し，テストチャートの波形と比較して行っている。

眼においては閾上の刺激の利得を測ることは困難なため，いろいろな空間周波数で縞の見える閾値を測る。簡単に測るには Campbell chart 図1-13 のようなチャートを用意し，縞模様の見える限界に線を引くと山形の線ができる[3]。これが空間周波数特性である。

MTFは線形の系において成り立つものである。網膜は部位によって構造，機能が異なり，また，中枢までの神経系も線形ではないため，厳密には視覚の空間周波数特性にMTFの概念を当てはめ

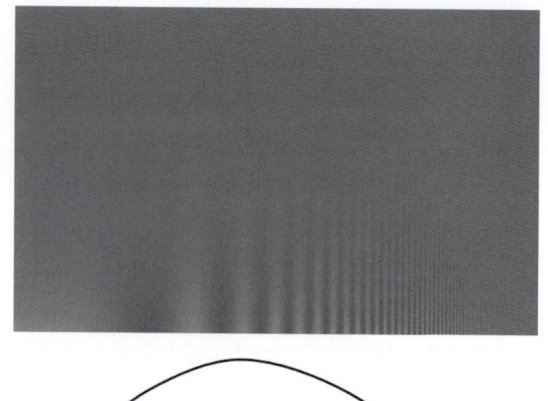

図1-13 Campbell chart
正弦波状にコントラストが変化するチャートで上に行くほどコントラストが低くなる。縞模様が見える限界は下の曲線のようで，低周波，高周波ともに低下するバンドパス型を呈する。空間周波数とコントラストの感度との関係をMTFという。

ることはできないが，線形と見なされる狭い範囲では適応できるとされている。

神経節細胞は，中心部興奮で周辺部抑制，あるいは中心部抑制で周辺部興奮の同心円状の受容野をもっている。これは一種のバンドパスフィルタであり，低空間周波数で利得が低下するのはこの特性である。低空間周波数領域の利得を小さくすることによって，広いダイナミックレンジを得ていると考えられる。

図1-14 は，図1-4と同様に正弦波状の縞を網膜に投影したときの神経節細胞の活動のシミュレーションである。同じ振幅の縞模様であるが，空間周波数が高くなると神経節細胞の興奮が少なくなる。45 CPDが閾値のようであった。

4 測定距離と視力

1909年の国際眼科学会では測定距離5mが標準とされた。わが国ではこれが採用されている。欧州では6mが多く，米国では20 ft（6.096 m），ETDRS chartでは4mが標準になっている。使用する視力表の標準検査距離以外の距離で測定す

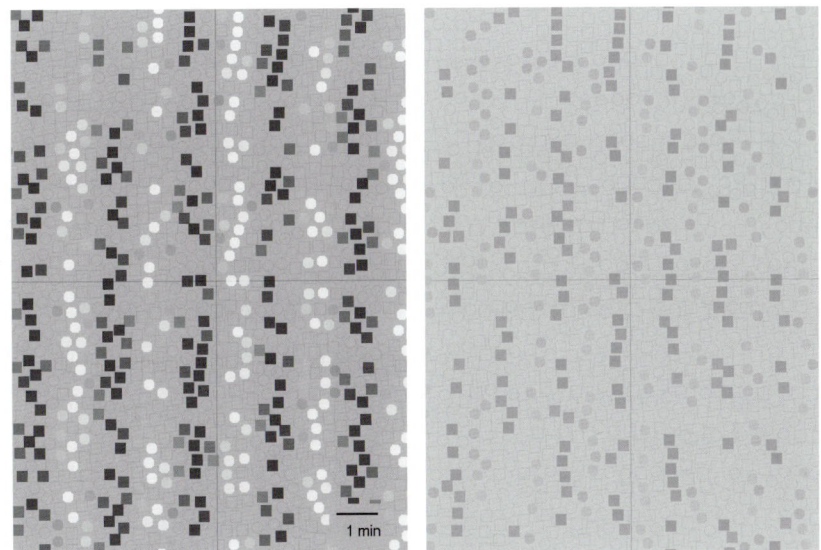

図 1-14 縞による網膜神経節細胞の興奮のシミュレーション

空間周波数 30 CPD（左）および 45 CPD（右）の正弦波状縞模様が網膜に投影されたときの神経節細胞（p-cell）の興奮状態。図 1-4 と同様の表示法である。
30 CPD では縞模様に合致して神経節細胞の興奮を示しているが，45 CPD では興奮の程度が小さい。これより細かい縞では，切れ目の部分がほとんどわからなくなった。

場合は計算を要する。

　視力表の標準距離を a，実際の検査距離を b とした場合の計算は次のようである。

　　視角（MAR）では：a/b を乗ずる
　　視力（1/MAR）では：b/a を乗ずる
　　対数で表す場合は，
　　log MAR では：log a − log b を加える
　　log 視力では：log a − log b を減ずる

　0.1 以下の視力で，字ひとつ視標を近づけながら見える距離を測るような場合は，暗算で計算できる小数表示が便利である。例えば 5 m 用視標が 3 m で判別できれば，0.1 × 3/5 = 0.06 である。

　log MAR で表す場合はかなり面倒である。小数視力 0.1 は log MAR では 1.0 である。これに log (5/3) = log 5 − log 3 = 0.70 − 0.48 = 0.22 を加えて 1.22 が視力値になる。この計算には関数電卓が必要である。一方，距離を変えながら測るのではなく，規定された以外の一定距離で測るような場合は，例えば 5 m 用視標を 3 m で使用する場合は，0.22 は視標の大きさによって変わらない定数なので，この定数を前もって計算しておけば単なる加算で視力を計算することができる。ETDRS chart では標準は 4 m で，一番大きな文字が読めないときは，視標を次第に近づけていくのではなく，同じ chart を 1 m において測るようになっている。この場合は log 4 − log 1 = 0.60 を加える。ETDRS chart には，いろいろな距離で測る場合の係数が示されているので，それを加算するだけでよい。これは非常に便利な点である。

5 視力値の系列

　各種視力表の値の対照表を図 1-6 に示した。

　1909 年の国際眼科学会で決められた視力配列は MAR の逆数で小数表示である。この値を統計や平均の計算に使うことはできない。感覚は刺激の対数に比例するので，統計処理などの際は，視力値を対数に直して処理する必要がある。これは不便であるため，対数化する提案がなされてきた。しかし，MAR の逆数で表す視力値は長らく親しまれており，直観的にわかる数字であるため簡単には捨てきれないのである。1994 年の ISO や 2002 年の JIS では，数値はそのままで対数値が等間隔になるような系列にするように決められている。ETDRS chart で初めて対数視力が実用化された

のである。

　欧米で使用されているSnellen視力表は分数表示である。分子はその視標を標準視力の人がやっと識別できる距離ということで，米国では20(20 feet)，欧州では6(6 m)が用いられることが多い。分母は被検者がやっと識別できた距離という意味であるが，実際は視標の大きさである。文字視標であるから，MARではなく，MAR等価の1.0を20/20としている。Snellen視力表は対数等間隔の系列に近いので1段階の改善とか3段階の悪化のような表現には使えるが，計算には使えない。分数の計算は難しいので計算しようとしないのが分数視力の特長であるともいわれる。

　視力に関して，研究者と臨床者との間で考え方に少し差があるようである。研究者は統計処理を行う関係で対数の系列を好み，0.9と0.7の視標を好まない。また，欧文の文献では20/20までしか測定していないことが多く，40/20などは減多にお目にかからない。彼らは視力測定の厳密さをあまり重要視していないのではないかと思われる。筆者らは臨床で，1.0の視力は少し低いと感じる。正常は1.2〜1.5であろう。1.0は許容できる値として考えている。0.9は異常であろう。ここに0.9の存在価値がある。対数等間隔の系列からはずれるから，あるいはSnellen視力表にないからという理由で0.9をはずそうとすることには反対である。

　画一化された方法でデータを取り，これをデータベースと比べて病気を判断しようとする傾向がある。データを収集し，解析するためには画一化されていれば容易である。このようにエビデンスを積み重ねて診療することにより，診療の質が上がったことは事実である。しかし，多数のデータがとれない疾患があるし，新しく発見される疾患

もある。個々の患者においては，とれるデータはごく少ない。データベースとの整合性や統計の容易さのために，きめの細かい検査を捨てるのは愚であろう。0.9の視力を測らないようにしようというのではなく，このデータをいかに活用するかを考える方が人間的なのではないか。1.5段階の改善という表現があってもよいのではないか。

　0.7は運転免許など法規で多く用いられている。Snellen視力表やETDRS chartにないからとか，対数系列からはずれるからとかの理由で法律を改定することはできない。現にJISでは0.7の視標を加えることを推奨している。

　1.0と1.2の間はどうであろうか。本来は1.0，1.1，1.25，1.6，2.0の系列が必要であろう。実際は，1.0以上を許容値とするなら1.1はあまり重要ではない。2.0以上の視力の人もいるから，2.4があればなおよい。測定器具は，推定される上限よりわずかに上まで測れるようにするのが一般的である。

　視標の大きさの誤差は標準検査装置では±5%，準標準検査装置では±10%とされている。誤差を考えに入れると，0.9，0.7が存在することと，0.125，0.16，0.24が存在しないこと以外ではほとんど同一の視力値である。低視力では，心理物理学的な標準偏差も大きいので，0.125，0.24はなくてもそれほど不便ではないと考えられる。

●参考文献●
1) 日本工業規格 T 7309. 視力検査装置. 516-527, 2002.
2) Ferris FL, Kassoff A, Bresnick GH, et al：New Visual Acuity Charts for Clinical Research. Am J Ophthalmol 94：91-96, 1952.
3) 所敬：屈折異常とその矯正改訂第4版，金原出版，東京，29-52，2004.

（可児一孝）

Ⅱ. 屈折・調節について

1. 眼球光学系

眼球は外界から入射する光がさまざまな組織で屈折し，一つの光学系として成り立っている。

1 屈折の法則　図2-1

光は同じ媒質の中では直進する。直進した光が異なる媒質に入射するとき，媒質の境界面で屈折が起こる。これは2つの媒質の屈折率が異なるためである。2つの媒質間の屈折率と境界面の光の入射角によって屈折角が決まり，これを屈折の法則（Snellの法則）という。

光の速度は媒質によって異なる。例えば真空では300,000 km/秒，水中では225,000 km/秒となる。屈折率refractive index（n）とは，光が真空中で進む速度を各媒質中の光の速度で除した値である。真空の屈折率1.000が基準となる　図2-2。

外界の空気中を通る光が角膜に達するとき，屈折率1.000に対して角膜の屈折率1.376との差によって屈折する。また角膜から房水1.336，水晶体（皮質：1.386，核：1.406），硝子体1.336と各組織，つまり異なる媒質に光が進むごとに，その屈折率の差によって屈折する。

2 面屈折　図2-3

面屈折力とは，2つの媒質の屈折率の差に，境界面の曲率半径の要素が加わった屈折力である。媒質1より媒質2の屈折率の方が大きい場合は正の面屈折力をもち，逆に媒質2の屈折率が小さい場合の面屈折力は負の符号になる。角膜や水晶体は大まかには球面で構成され，異なる屈折率で異

$$屈折率(n) = \frac{真空中の光の速度約300,000 \text{ km}/秒}{媒質中の光の速度 \text{ km}/秒}$$

真空のnは1.000

例）水の屈折率
$$n = \frac{300,000 \text{ km}}{水中の光の速度約225,000 \text{ km}} = 1.333$$

図2-2　屈折率
屈折率とは媒質の光を屈折させる程度を表す。光の速度は媒質によって異なり，真空中では300,000 km/秒，水中では225,000 km/秒である。媒質の屈折率は，真空中の光の速度を基準に上の式で示される。

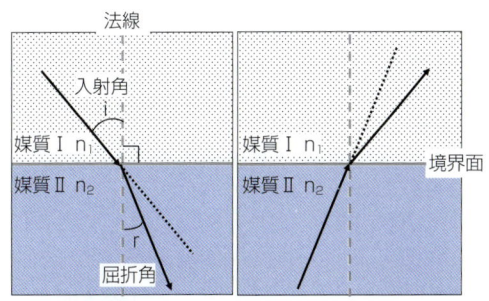

図2-1　屈折の法則（Snellの法則）
屈折率が低い媒質n_1から高い媒質n_2に入射するときには光は法線に近づくように屈折し，逆に屈折率が高い媒質n_2から低い媒質n_1に入射するときには法線から遠ざかるように屈折する。入射角と反射角の間には$n_1 \sin i = n_2 \sin r$というSnellの法則が成り立つ。

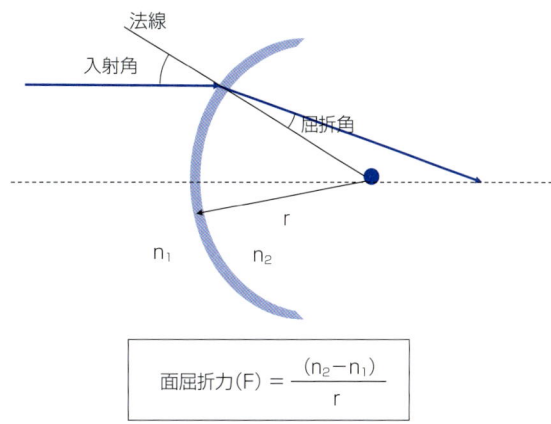

$$面屈折力(F) = \frac{(n_2 - n_1)}{r}$$

図2-3　面屈折
光が面に入射するとき，その屈折角は面の曲率半径に影響を受ける。面屈折力（F）は曲率半径が小さいほど，2つの媒質の屈折率の差が大きいほど大きい。

II. 屈折・調節について

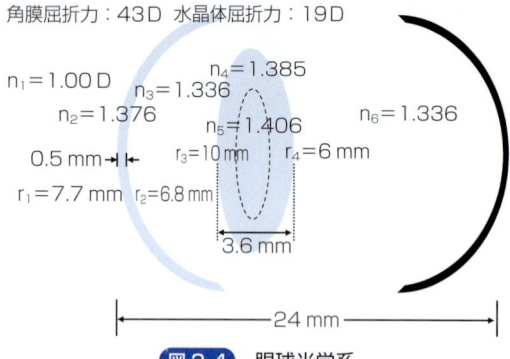

図2-4 眼球光学系

Gullstrandの模型眼より主な数値を抜粋し，眼球の光学系に入れたものである。
n_1：空気中の屈折率，n_2：角膜の屈折率，n_3：房水の屈折率，n_4：水晶体皮質の屈折率，n_5：水晶体核の屈折率，n_6：硝子体の屈折率，r_1：角膜前面の曲率半径，r_2：角膜後面の曲率半径，r_3：水晶体前面の曲率半径，r_4：水晶体後面の曲率半径

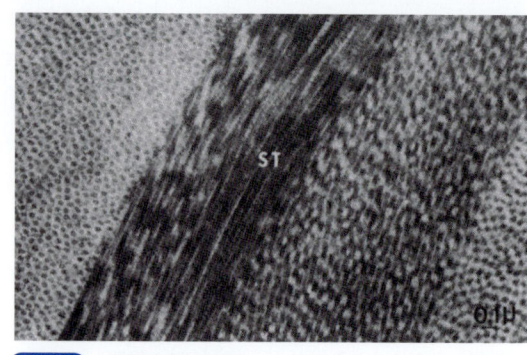

図2-5 角膜実質の構造（東京眼科医会監修：角膜診療の実際. 医学書院, 1984)[2]

角膜実質のコラーゲン線維は等しい線維の太さをもち，規則正しく層状に配列している。

なる曲率半径の面に光が進むごとに面屈折力（F）によって屈折が繰り返される。

3 眼球光学系 図2-4 [1-3]

眼球光学系はGullstrandの模型眼によってモデル数値が設定されている 表2-1 。模型眼とは，各屈折系の光学常数の実測値あるいはそれに近い値を基準にして常数を定め作成したもので，一般に各屈折面は球面で，水晶体屈折率は均質あるいは核と皮質に分割して仮定されている。実際の眼球は個体差があるが，概論的説明に用いる。

角膜前面の曲率半径は 7.7 mm で，後面は 6.8 mm，厚みは中心部で 0.5 mm だが，周辺部で増しメニスカスレンズ形状で，屈折率は 1.376，屈折力は 43.05 D である。外界から入る光は角膜前面（涙液）において最も大きな屈折が起こる。

角膜は 5 層（角膜上皮，ボウマン膜，実質，デスメ膜，角膜内皮）より構成されている。角膜実質のコラーゲン線維は等しい線維の太さをもち，規則正しく層状に配列している 図2-5 。角膜の球面を保ち，表面は涙液の円滑な働きに助けられ透明性を保持し，光を直進させ，光学レンズとしての役割をする。

水晶体は前面の曲率半径は 10.0 mm，後面は 6.0 mm と両凸レンズ形状で，屈折率は皮質で 1.386，核で 1.406 と異なり，中心厚は 3.6 mm である。水晶体はまた焦点調節を行い，最大調節時の水晶体前面の曲率半径は 5.33 mm，後面は 5.33 mm と前面の形状の変化が特に大きく，中心厚は 4.0 mm と厚くなる。調節休止時の水晶体屈折力は 19.33 D，最大調節時には 33.06 D となる。

● 参考文献 ●

1) 西信元嗣編：眼球光学. 眼光学の基礎, 金原出版, 東京, 119-126, 1990.
2) 東京眼科医会監修：角膜診療の実際. 医学書院, 東京, 6, 1984.
3) 所敬：眼の光学系. 屈折異常とその矯正 改訂第4版, 金原出版, 東京, 13-27, 2004.

（松本富美子）

表 2-1 　Gullstrand の模型眼[3)]

		精密模型眼		略式模型眼	
		休	調	休	調
曲率半径 (mm)	角　膜　前　面	7.7	(7.7)	—	—
	後　面	6.8	(6.8)	—	—
	同　格　角　膜	—	—	7.8	(7.8)
	水　晶　体　前　面	10.0	5.33	10.0	5.33
	後　面	−6.0	−5.33	−6.0	−5.33
	等　質　核　前　面	7.911	2.655	—	—
	後　面	−5.76	−2.655	—	—
屈折面位置 (mm)	角　膜　前　面	0	(0)	0	(0)
	後　面	0.5	(0.5)	—	—
	水　晶　体　前　面	3.6	3.2	—	—
	等　質　核　前　面	4.146	3.8725	—	—
	後　面	6.565	6.5275	—	—
	水　晶　体　後　面	7.2	7.2	—	—
	水　晶　体　光学中心	—	—	5.85	5.2
屈　折　率	角　　膜	1.376	(1.376)	—	—
	房　　水	1.336	(1.336)	1.336	(1.336)
	水　晶　体	1.336	(1.386)	1.413	(1.413)
	等　質　核	1.406	(1.406)	—	—
	同格水晶体	1.4085	1.426	1.413	1.424
屈　折　力 (D)	角　膜　前　面	48.83	(48.83)	—	—
	後　面	−5.88	(−5.88)	—	—
	同　格　角　膜	—	—	43.08	(43.08)
	水　晶　体　前　面	5.0	9.375	7.7	16.5
	等　質　核	5.985	14.96	—	—
	水　晶　体　後　面	8.33	9.375	12.833	16.5
角　膜　系	屈　折　力	43.05	(〃)	43.08	(〃) D
	物　側　主　点	−0.0496	(〃)	0	(〃) mm
	像　側　主　点	−0.0506	(〃)	0	(〃) mm
	物　側　焦　点	−23.227	(〃)	−23.214	(〃) mm
	像　側　焦　点	31.031	(〃)	31.014	(〃) mm
水晶体系	屈　折　力	19.11	33.06	20.53	33.0 D
	物　側　主　点	5.678	5.145	5.85	5.2 mm
	像　側　主　点	5.808	5.255	5.85	5.2 mm
	焦　点　距　離	69.908	40.416	65.065	40.485 mm
全　眼　系	屈　折　力	58.64	70.57	59.74	70.54 D
	物　側　主　点	1.348	1.772	1.505	1.821 mm
	像　側　主　点	1.602	2.086	1.631	2.025 mm
	物　側　焦　点	−15.707	−12.397	−15.235	−12.355 mm
	像　側　焦　点	24.387	21.016	23.996	20.963 mm
	物　側　節　点	7.078	6.533	7.130	6.583 mm
	像　側　節　点	7.332	6.847	7.256	6.783 mm
	物側焦点距離	−17.055	−14.169	−16.740	−14.176 mm
	像側焦点距離	22.785	18.930	22.365	18.938 mm
	黄斑部位置	24.0	(〃)	(〃)	(〃) mm
	主点屈折	+1.0	−9.6	0	−9.7 D
	近点位置	—	−102.3	—	−100.8 mm
	入　射　瞳	3.047	2.688	—	— mm
	射　出　瞳	3.667	3.312	—	— mm
	回　旋　点	13.0	(〃)	—	— mm

精密模型眼と略式模型眼の数値を示す．屈折力の単位は diopter（Dと略記する）で，屈折面位置は角膜頂点を原点にとり，それより後方を正，前方を負にとってある．表中，「休」は調節弛緩時を，「調」は最大調節時をそれぞれ示す．

II. 屈折・調節について

2. 屈折異常 ametropia

1 遠点と近点

眼が調節休止状態で明視できる点を遠点far point, 最大に調節状態で明視できる点を近点near pointという. 遠点は調節休止状態で網膜中心窩と共役な外界の点で, 最大に調節を行ったときに網膜中心窩と共役な外界の点が近点である. 遠点から近点に至る距離の全ての点は, 調節を行うことで明視できる距離範囲で調節域という 図2-6. 遠点や近点の距離は, 正しくは角膜頂点からではなく, 眼の物側主点（Gullstrandの模型眼の1.348 mm）から計測するが, 数値が小さいので無視しても差し支えない.

2 屈折異常の種類

眼の屈折状態は, 調節休止状態に眼に入る光の結像位置と網膜の位置との関係で分類され, 網膜上に結像する場合を正視, 網膜上に結像しない眼を屈折異常という. 屈折異常には近視, 遠視, 乱視がある（図2-10-a, b）.

1) 正視 emmetropia

正視とは, 無限遠方からくる光が網膜上に結像する場合をいう. 正視の遠点は無限遠方にあり, 網膜と共役関係にある.

2) 近視 myopia

近視とは, 無限遠方からくる光が網膜前方に結像する場合をいう. 近視の遠点は眼前有限の位置にあり, 網膜と共役関係にある.

3) 遠視 hyperopia

遠視とは, 無限遠方からくる光が網膜後方に結像する場合をいう. 遠視の遠点は眼後方有限の位置にあり, 網膜と共役関係にある.

4) 乱視 astigmatism

乱視とは, 無限遠方からくる光が経線の方向によって結像する位置が異なる場合をいい, 一点に結像せず経線方向から屈折した光は焦線を結ぶ. 乱視の結像状態を 図2-7 に示す. 強主経線方向から入った光は前焦線, 弱主経線から入った光は後焦線をなし, 前焦線と後焦線の中間に最小錯乱円がある. 前焦線と後焦線の間は焦域（Sturmの間隔）という.

乱視の分類は, 網膜に対し主経線の両方が網膜の前方または後方にある場合を複性乱視, 網膜の前後にある場合を混合乱視（雑性乱視）という. また一方の主経線が網膜上であるものを単性乱視という.

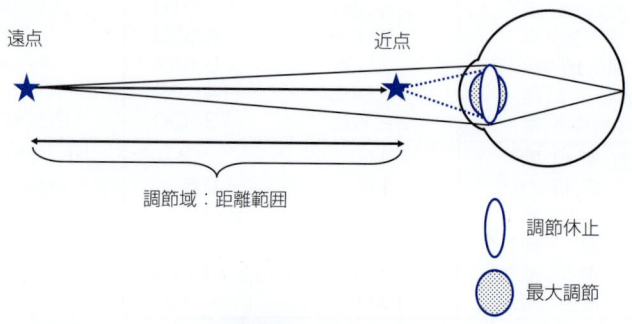

図2-6 遠点と近点
遠点とは調節休止状態で明視できる点で, 近点とは最大調節を行ったときに明視できる点であり, その間の距離範囲を調節域という.

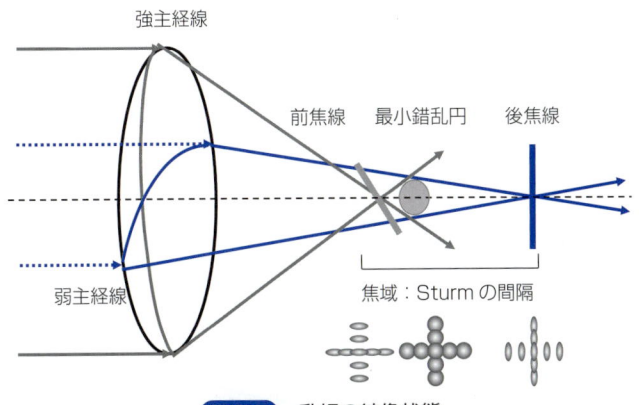

図2-7 乱視の結像状態
強主経線方向から入った光は前焦線を，弱主経線から入った光は後焦線をなす。前焦線と後焦線の中間に最小錯乱円がある。

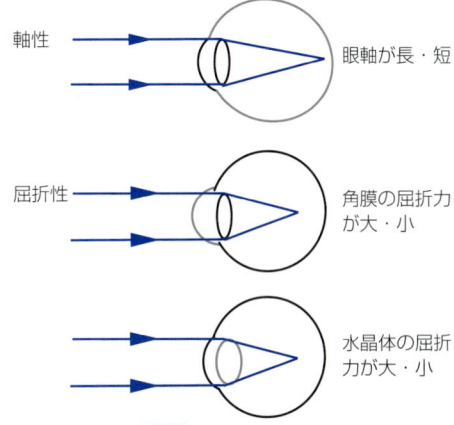

図2-8 屈折異常の成因
眼の屈折は，屈折要素と軸性要素とのバランスで決定される。軸性屈折異常とは，屈折系の要素は標準的であっても，眼軸が長いと近視に，逆に短ければ遠視になる。屈折性屈折異常とは，眼軸長が標準的であっても，角膜や水晶体の屈折力が大きいと近視になり，その逆であれば遠視になる。

$$f(m) = 1/R(D)$$
$$R(D) = 1/f(m)$$

R：眼の屈折力 diopter　f：遠点距離

図2-9 眼の屈折力と遠点距離の関係
眼の屈折力(D)と遠点距離(m)は逆数の関係になる。
例えば，遠点距離を眼前1mである近視眼の屈折異常の程度は，
　　$D = 1/{-1} m = -1 D$
の近視であり，1Dの近視の遠点は眼前1mである。
遠点距離が眼後方1mである遠視眼の屈折度は，
　　$D = 1/{+1} m = +1 D$
の遠視と表される。

3 屈折異常の成因 図2-8 [1]

眼の屈折は屈折性要素と軸性要素との関係で決定される。屈折性要素が標準的であっても眼軸の長短によって，逆に眼軸長が標準的でも屈折性要素に大小があれば屈折異常が起こる。

1) 屈折性要素

屈折性要素とは，眼組織面の曲率半径や屈折率などの屈折力や，光学系要素の傾斜や位置異常によるもので，大きくは角膜と水晶体の屈折力の強さによって決定される。

2) 軸性要素

軸性要素とは，眼軸長で角膜頂点から網膜までの距離をいう。

4 屈折異常の程度 [2]

屈折異常の程度は矯正レンズの度数（後頂点屈折力）で表す場合と，主点屈折度（眼の主点から遠点までの距離の逆数）で表す場合がある。主点屈折度は頂間距離に左右されず，一定の値である。臨床的には矯正レンズの度数（後頂点屈折力）で表される。これは頂間距離により変化するが，通常12 mmにおける遠点と網膜が共役関係となる屈折度数を表し，屈折力(D)で表す 図2-9。

● 参考文献 ●

1) 中尾主一，魚里博：正視と非正視．市川宏編，新臨床眼科全書2B，金原出版，東京，37-46，1993．

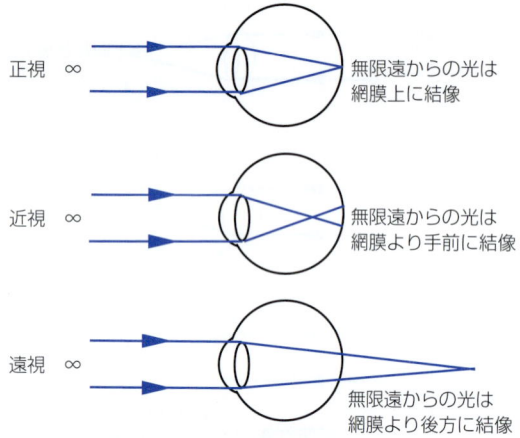

図 2-10-a 結像位置からみた屈折異常

無限遠方からきた光の結像位置で屈折異常が分類される。

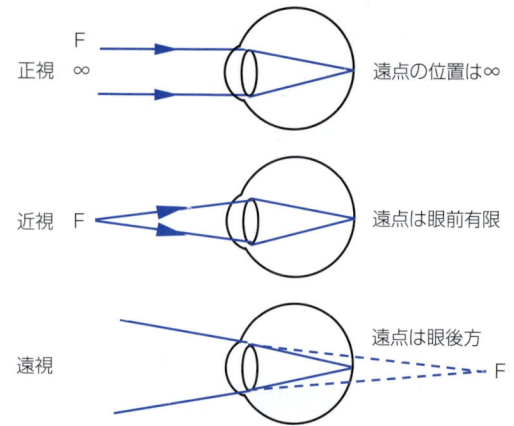

図 2-10-b 遠点位置からみた屈折異常

遠点の位置から屈折異常が分類され，遠点とその眼の網膜中心窩は共役関係にある。F：遠点

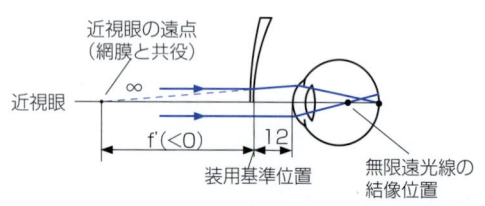

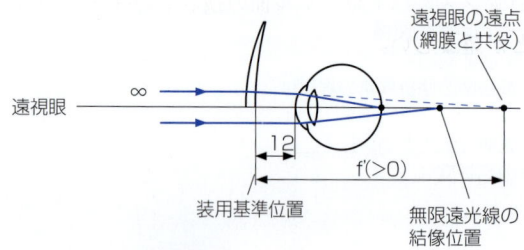

図 2-11 屈折矯正の原理

各図の下半分は屈折矯正なし，上半分は屈折矯正した状態を示す。装用基準位置（角膜頂点から12 mmの位置）から遠点までの距離f'（メートル単位）の逆数（1/f'）が屈折矯正度数（ディオプトリ）になる。

2) 西信元嗣編：屈折異常の程度の表し方. 眼光学の基礎, 金原出版, 東京, 48, 1990.

（松本富美子）

5 屈折異常を矯正するレンズ

　正確な屈折矯正を可能とする眼鏡は，着脱が簡単で安全に使用できることから小児からお年寄りまで幅広く使用される代表的な屈折矯正用具である。

a）屈折矯正の原理
1）屈折異常眼の遠点

　図2-10-aのように，雲霧法などで調節が働かない状態の眼に入射した無限遠方からの平行光線は，屈折異常眼では網膜の前方または後方の位置に結像するため，ボケた像に見える。屈折矯正はこの調節が働かない状態の眼に屈折矯正レンズを使用して，無限遠方からの物体の像を網膜に結ばせることである。

　屈折矯正に必要なレンズの度数を考える場合は，逆に網膜から発する光線束を考えると理解しやすい。この光線束は硝子体，水晶体，角膜などの眼球光学系により屈折されて，屈折異常があると図2-10-bのように，網膜の前方または後方の位置に結像する。ここでも眼の調節が入らないようにして求めることが基本であることは言うまでもない。この結像位置を眼の遠点と呼んでいる。遠視眼の遠点は網膜の後方に，近視眼の遠点は角膜の前方にできる。これら位置は媒質が空気中の実空間での位置を示している。

　この網膜と共役関係にある眼の遠点に，実際の物体または像（実像や虚像）を配置すると，網膜にそれらの像が投影されて鮮明な像を見ることができる図2-11。

　屈折矯正の原理は，眼の遠点位置にレンズの後

側焦点が一致するように所定の屈折力のレンズを配置することである．

2）レンズの屈折力と装用基準位置

ここで屈折矯正に必要なレンズの屈折力を指定するには，レンズを配置する装用基準位置の設定が必要となる．この基準位置から遠点までの距離が定まることで，屈折矯正に必要なレンズの屈折力を一意に決定することができる．

国内では，角膜頂点から12 mmの位置を装用基準位置として，ここに眼鏡レンズの後面頂点を配置する約束になっている．角膜頂点からレンズ後面頂点までの距離を頂点間距離（装用距離ともいう）とよび，12 mmが基準である．欧米各国では鼻梁が高い人が多いためか，13～14 mmを使用している．

なお，眼鏡レンズの屈折力に，レンズ後面頂点からその後側焦点位置までの距離（メートル単位）から算出される後面頂点屈折力を採用しているのはこの理由による．

b．レンズの形状と特徴
1）検眼レンズの断面形状
①球面レンズと乱視レンズ

屈折測定に使用される検眼レンズは，矯正度数の測定ばかりでなく掛け心地などの確認のための装用試験にも使用されるなど，屈折測定には不可欠な用具である．そのため検眼レンズにはレンズ中心部分だけでなくレンズ周辺部まで高い度数精度が確保されていることが望まれる．

レンズの光学性能は，特にレンズ周辺部の光学性能はレンズの形状に大きく左右される．

製作時期が古い時代の検眼レンズは，その作りやすさから断面形状が等凸等凹のレンズや平凸平凹のレンズが多かった 図2-12 ．これらレンズ断面形状における光学性能を図2-15（詳しくは，3) 眼鏡レンズの断面形状と等価球面度数，①球面レンズの本文を参照）に示す．この図からわかるように，これら形状のレンズはレンズ中心部で表示度数であっても，レンズ周辺部で実効度数として眼に作用する等価球面度数は，表示度数より大きな屈折力のレンズとなってしまうために，屈折測定の際

にはレンズ中心部分だけを使うように正確なレイアウトが不可欠である．装用試験ではレンズ周辺部の見えも対象となるために，これら形状の検眼レンズは適さない．

検眼レンズの乱視レンズは，一般に単性乱視レンズとなっているため円柱レンズともよばれている．屈折力を持つ主経線方向の断面形状が等凸等凹のレンズや平凸平凹のレンズの場合は，上述の球面レンズと同様の度数傾向を持つことになる．

②検眼レンズと眼鏡レンズ

断面形状が等凸等凹や平凸平凹の検眼レンズで屈折測定して，後述する非点収差の除去を目的とした設計の非球面レンズを装用する場合，レンズ周辺部の等価球面度数で示される実効度数に大きな差が生じてしまうために，装用感も大きく異なるものとなる．屈折矯正度数が強度になるほど，その差異が大きくなるために取扱いには注意が必要である．屈折矯正度数が±4Dを超えるような場合には，メニスカスタイプの検眼レンズを，乱視レンズにはトロイダル面の検眼レンズを使うことが望ましい．

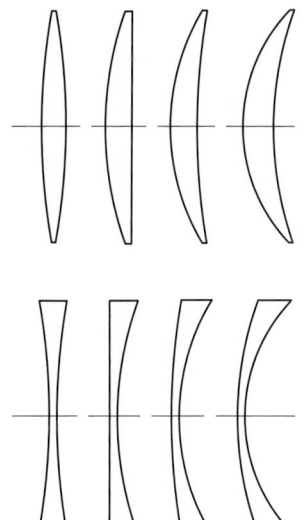

図2-12 レンズの断面形状による分類
上図左から，等凸レンズ，平凸レンズ，メニスカスレンズが2枚（浅いカーブと深いカーブ）：S＋6Dの断面
下図左から，等凹レンズ，平凹レンズ，メニスカスレンズが2枚（浅いカーブと深いカーブ）：S－6Dの断面
前面後面ともに球面で構成された眼鏡レンズは，レンズの断面形状によって，その光学性能に大きな差が生じる．

2）眼鏡レンズの断面形状

眼鏡レンズの断面形状は，前面が凸面で後面は凹面のいわゆるメニスカスタイプである。従来から使用されてきた球面設計の眼鏡レンズは，レンズの形状が光学性能に直結するため，レンズ形状に関する自由度はごく狭い範囲であった。近年になって，眼鏡レンズに非球面が使えるようになって初めてレンズ形状の制約が緩和され，カーブが浅くその度数を感じさせないレンズが実現した。ここではレンズ形状とその性能について概説する。

①眼と眼鏡レンズ

光学レンズの性能は19世紀中頃に構築されたザイデルSeidelの5収差と色収差で評価されている。レンズ設計はこれら収差の削減が目標である。眼球光学系に組み込まれて使用される眼鏡レンズは，幸いにも眼の構造や眼に特有な視機能による恩恵を受けることができて，屈折面2面の眼鏡レンズでも屈折矯正が可能となっている。

この眼の構造および視機能の主なものは，①絞りとしての瞳孔の存在，②スタイルス-クロフォードStiles-Crawford効果，③良い視力が得られるのは網膜のなかでも視細胞密度が高い黄斑部中心窩から片側約5°（直径で約10°）の範囲，④眼球は回旋点を中心に回転，⑤湾曲した網膜面，などである。これらによって，①光線束が絞られる。加えて，②瞳孔周辺から入る光線ほど感度が低下するという現象の助けで球面収差やコマ収差の影響が軽減される。③眼鏡レンズで屈折されて黄斑部中心窩に到達する光線束の結像性能が最も重要。④眼を振ったとき視線はレンズ面上を移動することからレンズ全面で収差補正が必要。⑤像面湾曲収差は有利に働く。ほかに一様な歪曲収差は生理的な慣れで補正される。

このような理由で眼鏡レンズの性能を左右するのは，光線束を絞っても乱視状の結像をもたらし視力を悪化させる非点収差である。眼鏡レンズの設計においては，この非点収差の削減が最大の目標となる。一方，単レンズの眼鏡レンズは色収差の補正ができない。レンズ周辺部で目立ちやすい倍率の色収差の影響を小さくするには，アッベ数 v_e^* が大きい材料を使うか，レンズの中心部で見ることである。

②非点収差とレンズ断面形状

眼鏡レンズの屈折力は前面と後面の面屈折力（カーブともよぶ）の和で概算することができて，処方度数のレンズを作る場合に前面と後面はいろいろなカーブの組合せが可能である。作りやすさから等凸・等凹レンズや平凸・平凹レンズの時代が続いたが，広視野が確保できるとして19世紀初めに深いカーブのメニスカスレンズをイギリスのウォラストンWollastonが，19世紀末に浅いカーブのメニスカスレンズをフランスのオストワルドOstwaldが考案した。次いで20世紀の初めにデンマークの眼科医チェルニングTscherningは，ザイデルの収差理論を適用して非点収差が除去できるメニスカスレンズの形状を導き出した。先駆者のウォラストンとオストワルドのレンズを統合説明したものとなった。この解をチェルニングの楕円 図2-13 とよんでいる。横軸はレンズの屈折力（D），縦軸は前面の面屈折力（Dまたはカーブ）を示している。この図からプラス強度レンズには解が存在しないことがわかる。

③視距離およびレンズ材料の屈折率

チェルニングの楕円の式にはレンズ材料の屈折率と視距離が変数として含まれている[1]。視距離を25cmにすると，遠用レンズより浅いカーブとなる（図2-13）。現在市販されている球面のレンズはチェルニングの遠用レンズの解より浅いカーブになっているが，その合理的な説明として使える。

レンズ材料の屈折率を変えた場合を 図2-14 に示す[2]。縦軸の値は屈折率1.50にカーブ換算している。屈折率が変わってもほぼ近い曲率半径になることがわかる。

＊アッベ数Abbe number：光学材料の屈折率は短波長の光線ほど高く，長波長になるほど低くなる。波長によって屈折率が変化するこのような現象を分散とよぶ。アッベ数は材料の分散の程度を示すもので，単レンズのために色収差の補正ができない眼鏡レンズの場合，発生する色収差を見積もるときに有用な値である。現状のプラスチック眼鏡レンズの場合，屈折率が低い1.5の材料のアッベ数は50〜60，屈折率が高くなるにつれてアッベ数が小さくなり，1.7の材料では30〜40の間の値である。

2. 屈折異常 • 23

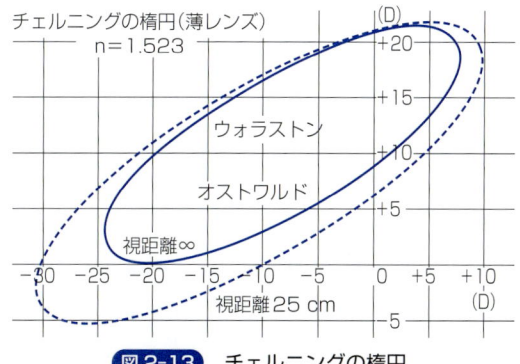

図2-13 チェルニングの楕円
横軸はレンズの屈折力（D），縦軸はレンズ前面の面屈折力（Dまたはカーブ）。
このグラフから非点収差が出ない球面レンズの形状を求めることができる。例えば，遠用のレンズでS−5.00 Dの場合，x軸の−5から上方にたどり視距離∞の楕円（実線）と交わるy軸の数値，約6 Dが求める前面の面屈折力になる。したがって後面の面屈折力は−11 Dになる。近用レンズの場合には破線の楕円から求める。

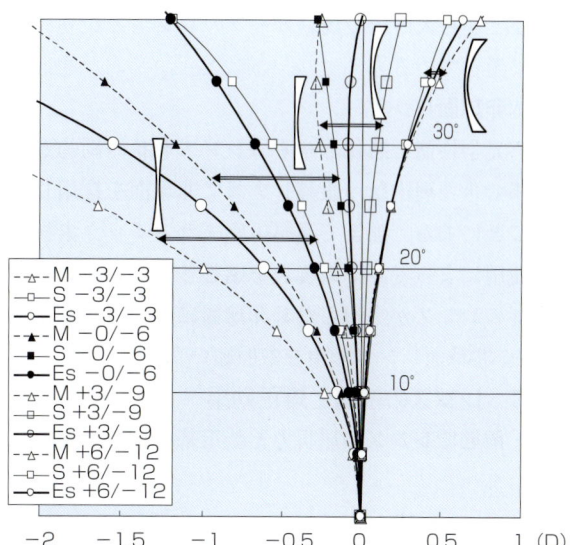

図2-15 球面レンズの形状と非点収差，等価球面度数
△：M度数，□：S度数，○：等価球面度数。
左から等凹，平凹，前面3 D（カーブ），前面6 D（カーブ）のレンズを示す。

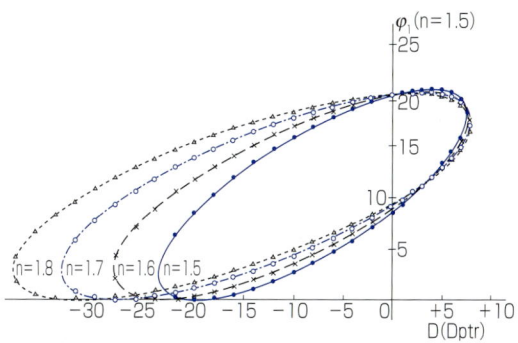

図2-14 高屈折率材料を使用した場合のチェルニングの楕円
縦軸の前面カーブ値は全て屈折率を1.50で換算。

3）眼鏡レンズの断面形状と等価球面度数
①球面レンズ

球面設計レンズでレンズカーブを変化させたときの非点収差を調べてみる。ここでは，Sph −6 Dのレンズで前面のカーブを−3 Dの等凹タイプから3 D（またはカーブ）とびに変化させたときの非点収差を **図2-15** に示す。縦軸は眼の回旋角度，横軸は度数誤差△D。Mは直径方向のメリジオナル面（主光線とレンズの光軸を含む平面。子午面ともいう〔JIS Z 8120-2001 光学用語〕）の結像位置，Sは円周方向のサジタル面（メリジオナル面に垂直な面

〔JIS Z 8120-2001 光学用語〕）の結像位置を示し，このMとSの差が非点収差である。実際に眼に作用する度数は，光線が最も収れんする最小錯乱円位置でSph＋Cyl/2の度数となる。これを等価球面度数とよび，図2-15では太い実線Esで示している。眼の回旋角が大きいレンズの周辺部で，等凹レンズは大きな非点収差が発生し，等価球面度数は強めになる。平凹からメニスカスタイプにカーブを深くすると非点収差は次第に減少し，等価球面度数はy軸，すなわち0 Dに近づく。さらにカーブを深くすると非点収差がほとんどない状態にできるが，等価球面度数は弱めになる。プラスレンズも符号は逆になるが，同様の傾向を示す。理想的な眼鏡レンズは，M像面とS像面が一致して，等価球面度数もともにy軸に一致するようなレンズである。チェルニングの解で忠実に作ったレンズは，結像は良いもののレンズ周辺部で等価球面度数が弱度になってしまうことから，屈折矯正の点では必ずしも理想的ではない。

戦後約40年間にわたる眼鏡レンズの形状の変遷を **図2-16** に示す[3]。1980年代に大きなフレームが流行ったことで，枠入れのしやすさや見栄え

などから大口径で浅いカーブのレンズとなり今日に至っている。

②非球面レンズ

光学性能を悪化させずにレンズ形状の制約が緩和できた理由は，眼鏡レンズに非球面を採用したことにある。加えて高屈折率プラスチック素材の使用によって，その度数を感じさせない浅いカーブのレンズが実現した。非球面について詳細はⅦ-1.非球面レンズの項を参照願いたい。

C．レンズの位置と矯正効果

前節でレンズの屈折力と装用基準位置の関係について述べた。この位置関係が正確に保たれていれば，当初の矯正効果が維持できていることになる。しかし，実際には使用していると次第にフレームの各所が緩んできて，結果的に当初に比べてレンズの装用状態が変化してしまっていることがよく発生する。このようなときに実際に眼に作用する矯正効果について，ここでは頂点間距離（装用距離）が変動した場合のほか，常用の視線に対してレンズが傾斜した場合を考える。

1）装用状態と矯正効果

屈折矯正に必要なレンズの屈折力は，装用基準

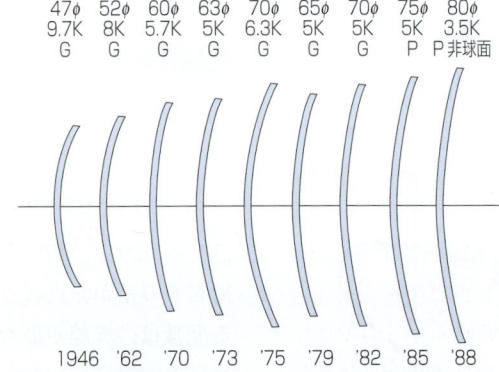

図2-16　眼鏡レンズの形状の変遷
上段から，レンズ径（mm），基準カーブ（D，1.523換算値），材料（P：プラスチック，G：ガラス）。
日本光学工業（株）（現在のニコン）が過去約40年間に製品化した主な眼鏡レンズの形状である。

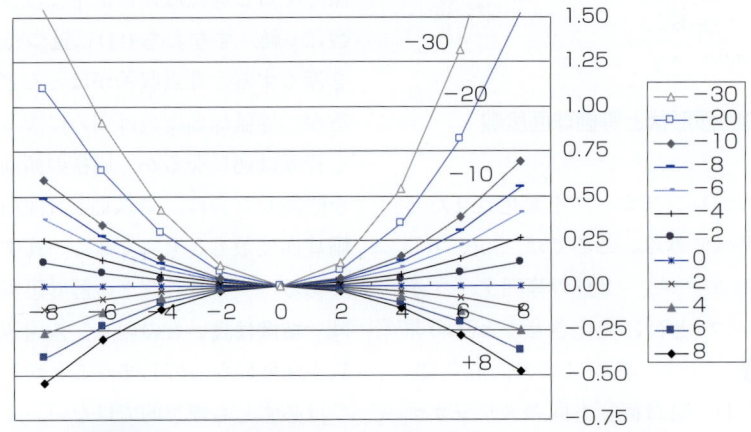

図2-17　頂点間距離を変えたとき眼に働くレンズの屈折力の変化
横軸はレンズ屈折力（D），縦軸は屈折力の増減（ΔD）。
各曲線は頂点間距離の変化量（mm），（−）は眼から離れる方向，（＋）は眼に近づける方向。

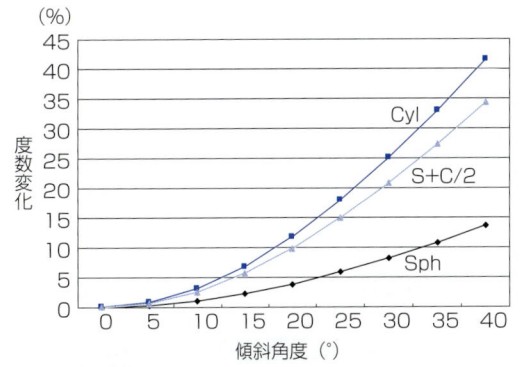

図 2-18 レンズ傾斜による実効度数の変化
横軸はレンズの傾斜角度（°），縦軸は度数変化（％）。発生する乱視は球面度数と同符号で乱視軸度は傾斜の回転軸方向。

位置においた後面頂点から遠点までの距離（メートル単位）の逆数から求めた屈折力のレンズになる。この装用基準位置からレンズをずらすとレンズの後焦点が遠点位置からはずれるため，ずらした位置で屈折矯正に必要なレンズの屈折力は，そのときの後面頂点から遠点位置までの距離の逆数で表される度数となる。これを必要屈折力とよぶ。

一方，遠用レンズの頂点間距離を変化させたときに眼に作用する屈折矯正効果は，装用基準位置からレンズの後面焦点までの距離の逆数で表される度数と等価になる。したがって，プラス度数レンズ，マイナス度数レンズともに眼から遠ざけるとプラス度数方向に変化し，近づけるとマイナス度数方向に変化する（図2-17）。±4.00 D を超えるレンズになると誤差が大きくなるため注意が必要である。乱視レンズの場合は両方の主経線度数が変化するため，乱視度数自体が変わることもあるので強度レンズで乱視処方の場合に注意が必要である。一方，強度レンズに限られるが，この頂点間距離を変化させることで，近用加入度の効果を出すことができる（図2-17）。ただし性能の保証はない。

2) レンズの傾斜

レンズを傾斜させると眼に作用する屈折力が変化し新たな非点収差も発生する（図2-18）。レンズの前傾角*を大きくすることや，レンズ面を耳側に倒して顔面に沿うような状態で装用することは，度数を大きく変化させ光学性能が悪化するので勧められない。

---

*常用の視線が水平より下向きになることから，レンズ上端部を前側に傾けるレンズ面の角度（図7-2）。

● 参考文献 ●

1) 岡嶋弘和：眼鏡レンズについて．眼鏡の科学 15：17-29，1981．
2) 高橋文男：レンズの種類／視力矯正用．糸井素一，他，他編，眼鏡 改訂版，メディカル葵出版，東京，54-55，1991．
3) 高橋文男：眼鏡レンズの薄型化・軽量化．視覚の科学 14：59-61，1993．

（高橋文男）

II. 屈折・調節について

3. 調節 accommodation

調節[1-4]とは，距離に応じて明瞭な結像状態を得るために眼の屈折力を変化させる作用で，毛様体筋とチン小帯の収縮－弛緩，水晶体の形状変化によって行われる。また近見視を行うと，近見反射として調節・輻湊・縮瞳が同時に働く。

1 調節の手がかり

調節の手がかりは両眼視差，網膜像のボケ，像の相対的大きさ，像の大きさの変化，像の明るさの変化，像のコントラストの変化などがある。

両眼視差は両眼視時に特有の刺激である。両眼視時の調節は単眼視時と比して応答潜時が早くなるため，視差情報が重要でトリガーになると推測されている。網膜像のボケ，像の相対的大きさ，像の大きさの変化，像の明るさの変化，像のコントラストの変化の手がかり情報は単眼視時にも共通する刺激であるが，単眼視時では網膜像のボケ情報だけでは符号の方向がわからない。つまり遠いのか近いのかを判断するために，像の大きさ，像の明るさ，像のコントラストの変化のような動的な情報や，物体の非対称や収差などの情報によって適切な調節が行われる。

2 調節の機序

毛様体筋の構造 図2-19-a は最外層は強膜岬から前部ぶどう膜のBruch膜への縦走線維（Brücke筋），最内層は虹彩根部の後面で毛様体縁に沿って輪状に括約筋を形成する輪状線維（Müller筋）で，その中間に放射状線維があるとされ，この3部は明瞭な分布にならずに単一な網状構造をなすとされる。

調節刺激を受けると輪状線維（Müller筋）は緊張し，チン小帯が緩み水晶体は自己弾性によって厚みを増し調節が行われる 図2-19-b 。水晶体の屈折力は主に前面の曲率半径を小さくし，後面曲率半径も若干小さくなり，また水晶体自体の厚みが増す。前述のように調節休止状態の水晶体は前面の曲率半径は10.0 mm，後面は－6.0 mm，中心厚は3.6 mmであるが，最大調節時の水晶体前面の曲率半径は5.33 mm，後面は－5.33 mmとなり，中心厚は4.0 mmとなる。

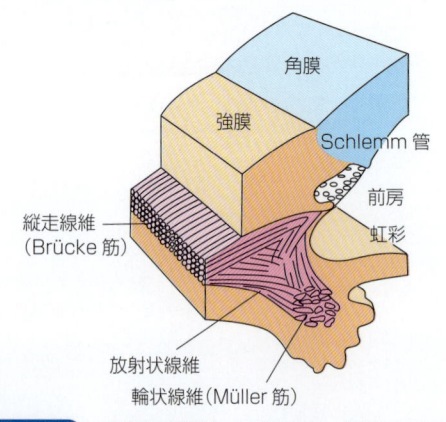

図2-19-a 毛様体の構造（西信元嗣：調節のメカニズム．眼科診療プラクティス17，文光堂，1995)[2]

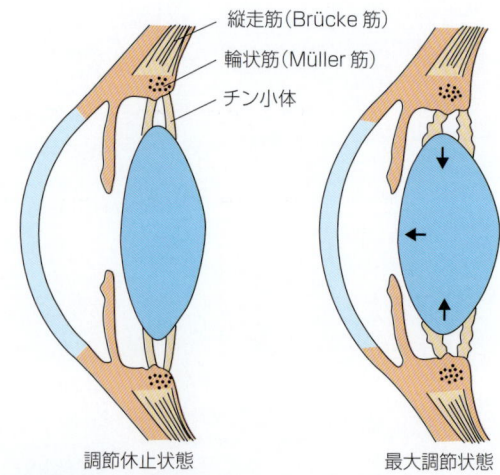

図2-19-b 調節状態の水晶体形状（西信元嗣：調節のメカニズム．眼科診療プラクティス17，文光堂，1995)[2]

3 加齢と調節力

調節力は加齢とともに低下する 図2-20。水晶体は加齢により水晶体嚢の弾性低下と水晶体自身の成長，それによるチン小帯との距離の接近がチン小帯の効果を小さくさせ，調節力は10歳代後半からすでに低下が始まる。40歳代以降は，調節力減退のために近見作業距離の30cmを明視することが難しくなり，老視といわれる。

4 調節域

調節域の大きさは調節力により決定されるが，屈折異常の種類によって調節域の距離設定が変わる。図2-21 は6Dの調節力をもつ場合で，正視では無限遠方から眼前16.7cmまでが調節域となる。2Dの近視では遠点は眼前50cm，近点は眼前12.5cmまでの調節域となる。また2Dの遠視では調節域は眼後方50cmから眼前25cmまでとなり，明視できる距離範囲は無限遠方から眼前25cmとなり，ほかの屈折異常より狭くなる。

5 調節力の測定

調節力は調節域を測定し，その距離から計算する方法が用いられ，石原式近点距離計などにより臨床的に汎用されている。

調節力（A）＝ 1/近点距離（m）－ 1/遠点距離（m）
で示される。

例1）近点距離眼前10cm，遠点距離∞
　　　調節力 A ＝ 1/0.1 － 0 ＝ 10 D
例2）近点距離眼前10cm，遠点距離眼前1m
　　　調節力 A ＝ 1/0.1 － 1/1 ＝ 9 D
例3）近点距離眼前10cm，遠点距離眼後方1m
　　　（遠点距離が眼後方はマイナス表示）
　　　調節力 A ＝ 1/0.1 －（－1/1）＝ 11 D

調節力を測定する際には調節刺激に対する調節

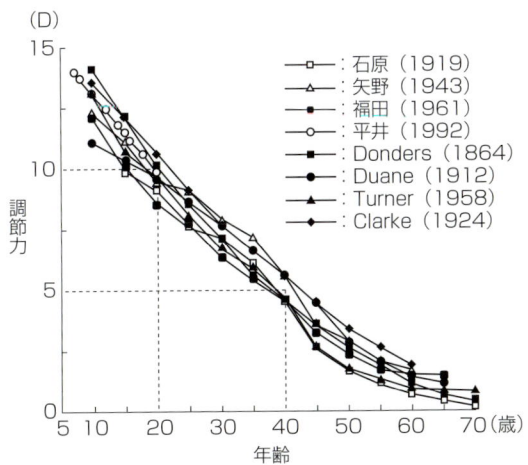

図 2-20　**調節力の年齢推移**（平井宏明：眼鏡処方の基本的留意点．あたらしい眼科 14：671-676, 1997）[3]

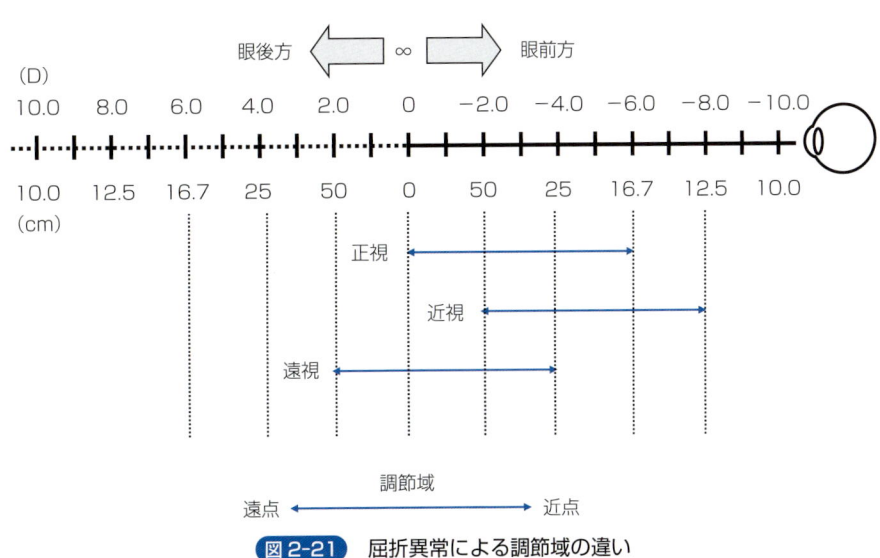

図 2-21　屈折異常による調節域の違い

反応量を調べないと正確にはわからず，量的・質的な調節検査が可能なオプトメータなどが用いられる．

6 調節誤差 accommodation lag, lazy lag

調節誤差とは，視距離に一致した調節力が働かず，誤差が生じる場合をいう．例えば50cmを明視するときの調節力は2D働いているとは限らず，実際には若干小さいことが多い．調節刺激量と反応量を比較すると，反応量の方が少し小さくなる．これは焦点深度が深くなることや，収差により目標物が明瞭に認識されるためである．

● 参考文献 ●

1) 笠井健：調節機構．田崎京二，他編，新生理学大系9，感覚の生理学，医学書院，東京，26-34，1989．
2) 西信元嗣：調節のメカニズム．眼科診療プラクティス17 眼科診療に必要な生理学，文光堂，東京，256-259，1995．
3) 平井宏明：眼鏡処方の基本的留意点．あたらしい眼科 14：671-676，1997．
4) 所敬：調節．市川宏編，新臨床眼科全書2B，金原出版，東京，129-147，1993．

（松本富美子）

Ⅲ. 視力検査の実際

1. 視力検査の条件

1 視力表

　視力表にはさまざまな種類がある。臨床上視力測定に用いる視標は，1909年の国際基準に従い，最小分離閾を基本理念としたランドルト環視標が使用される。ただ最小可読閾を用いても差し支えないとされることから，日本ではひらがな視標も汎用されている。

　また日本では視力表の基準が2つある。ランドルト環のみを使用し視力評価を正確に行うための標準視力検査装置と，ひらがな視標なども加えた実用性を重視した准標準視力検査装置である。標準視力検査装置は視標コントラスト90%以上，視力値が0.2またはそれより大きい視標においては同列5個以上表示するように総合研究視力研究班によって決められている。准標準視力検査装置は視標コントラスト85%以上とされている。

　ランドルト環の大きさは外径1に対し，線の太さと切れ目幅は外径の1/5と定められ，外径5′，切れ目幅1′のランドルト環を認識できる視力は1.0（小数視力），または0（logMAR）である 図3-1 。5mにおける視力1.0のランドルト環は，外径7.5mm，切れ目幅1.5mmと環の太さ1.5mmである（Ⅰ-1参照）。距離L(m)における視角1′の視標の大きさX(m)は，

　　X = Lm × 1000 × tan(1/60)

で計算できる。

　視標の配置には単独視標と並列視標がある。成人では並列視標を用いる。通常，8歳以下の小児では読み分け困難crowding phenomenonの影響を考慮し，単独視標によって測定する。成人であっても，生理的な側方抑制が影響するような文字間が接近した配置の並列視標では，正しく視力を評価できないことがある。そのため混み合いす

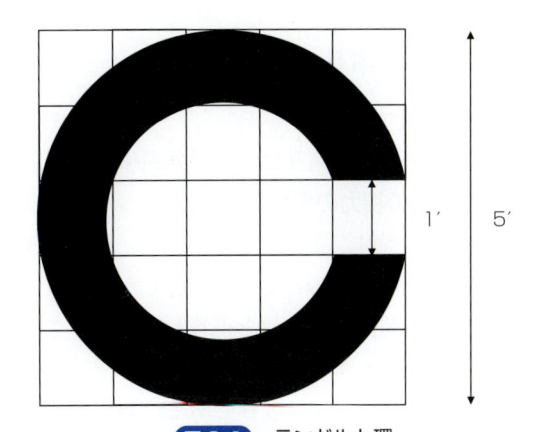

図3-1　ランドルト環
ランドルト環の大きさは外径1に対し，線の太さと切れ目幅は外径の1/5と定められている。図は外径5′，切れ目幅1′のランドルト環で，これが認識できる視力は1.0（小数視力），0（logMAR）である。

ぎた視力表は用いない方がよい。視力の検査基準の中で視標配置については，視標間隔は1.5cmとし，また正確には単独視標を用いることも必要としている[1]。

2 検査室の環境

　視力測定室の明るさは50lx以上とし，かつ視標面照度を上回らない程度とされている。検査室に自然光が入ると変動しやすいため，室内光で調節する。視標面背地の輝度は，標準視力検査装置では500 ± 150 rlx（ラドルクス，反射率×lx）とされている。検査距離は5mで，視標面の高さは小数視力1.0が被検者の眼の高さと一致するように設置する（Ⅰ-2参照）。

●参考文献●
1) 萩原朗：視力の検査基準について．日医新報 2085：29-34, 1969.

（松本富美子）

III. 視力検査の実際

2. 視力検査の流れ

1 視力検査の流れ

a. 片眼遮閉

片眼を遮閉板や遮閉具によって遮閉する。

b. 0.1以上の視力の場合

0.1の視標を示し，視認できるか問う。視認できれば順に小さな視標へと進み，誤答したところで同列の視標を問い，過半数を正答した最も小さな視標をその視力とする。視標は1つずつ指示する方が正確で，提示時間は3秒である。判定は過半数の正答をもって行うが，用いる視力表や視標個数によって異なり，表3-1の正答数を参考にする。

c. 0.1未満の視力の場合

0.1の単独視標を被検者の眼前50cmのところに呈示し，視認できるか問う。眼前50cmの視標が正答できれば徐々に後方に下がり，正答数が過半数となる最も遠い距離における視角をその視力と判定する。表記は，

0.1 × 距離/5 m

（例：2mで正答すれば 0.1 × 2/5 = 0.04）

とする。

d. 0.01未満の視力の場合

眼前30cmにおいて指を示し，数が視認できるか問う。認識できなければ徐々に距離を近づけ，認識できる距離を測定する 図3-2-a 。示す指の数は1本あるいは2本とする。表記は指数弁/距離cm（指数弁，n.d.：numerus degitorum，c.f.：counting finger，F.Z.：Finger Zahl）とする。

e. 指数弁未満の視力の場合

眼前30cmにおいて手を動かし，方向が視認できるか問う。手を動かす方向は上下あるいは左右とし，ゆっくりと風を起こさないように動かす 図3-2-b 。表記は手動弁（m.m.：motus manus，あるいは h.m.：hand motion，あるいは H.B.：Hand-Bewegung）とする。

表3-1 視力検査基準（文部省科学研究費総合研究視力研究班萩原 朗：視力検査基準別表より）

同列指標数	標準閾値	准標準閾値
1		1正答
2		2正答
3		3正答
4		3正答
5	3正答	4正答
6	4正答	
7	4正答	
8	5正答	
9	5正答	
10	6正答	

標準視力検査装置では同列視標個数が0.2より大きいものは5個以上のランドルト環でなり，正答数を表に従って判定する。准標準視力検査装置では同列視標数は少なくてもよく，正答数は表の通りである。

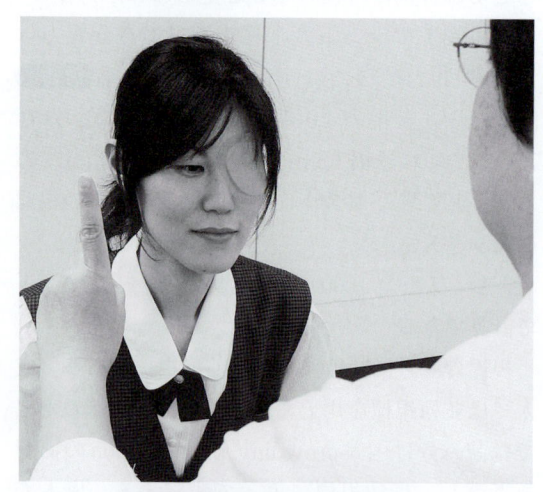

図3-2-a 指数弁の測定方法

眼前から30cmまでで，指を示し数を視認できる最も遠い距離を測定する。指は1本か2本を呈示する。視力が悪い被検者では，残存する視野を確認しながら指を呈示する。

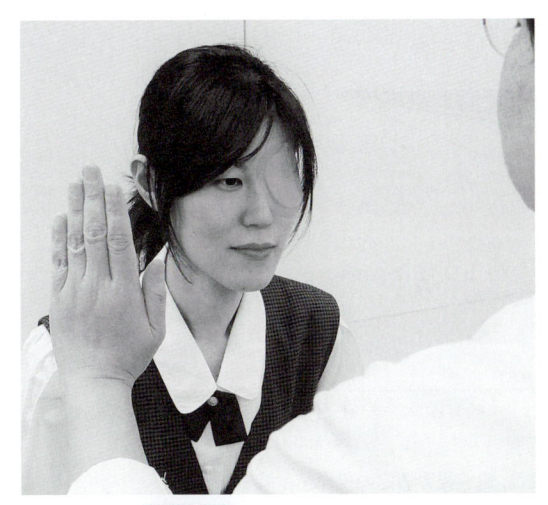

図3-2-b　手動弁の測定方法
眼前から30 cmからまでで，手を動かし方向が視認できる最も遠い距離を測定する。手を動かす方向は上下あるいは水平とし，ゆっくりと動かす。視力が悪い被検者では，残存する視野を確認しながら手を呈示する。

f．手動弁未満の視力の場合

ペンライトの光を眼前に近づけ，光のきた方向が視認できるか問う。視認できれば表記は光覚（光覚，s.l.：sensus luminis，あるいはl.s.：light sense，あるいはL.S.：Lichtsinn）とし，光が視認できなかった場合，視力0とする。

g．記録

右視力は（v.d.：visus dextra，あるいはR.V.：right vision），左視力は（v.s.：visus sinistra，あるいはL.V.：left vision）とする。

2 視力検査の注意点

視力検査は自覚的検査であり，できる限り努力して答えるように指示する。眼は大きく開いた状態を保ち，細めないように指示する。眼を細めると焦点深度が深くなり，屈折異常にかかわらず視力が良く出てしまうことがある。視力測定の順序は，初めての場合には視力が良いと推測される眼から測定し，その後，視力が悪い方の眼の測定をする。

遮閉は通常，検眼枠の遮閉板で行うが，視力が非常に悪い眼を測定する場合には絆創膏式の遮閉具などを用い，視力の良い眼から見えないように注意する。視野が狭い場合や視野に大きな中心暗点が存在する疾患では，視標の位置を見つけられない場合があるため，視認できる位置に視標を呈示し，被検者の視線を誘導することで測定できる。

（松本富美子）

3 視力に影響する因子

a．視標呈示時間

視標呈示時間が短いと視力値は低く，呈示時間が増加するとともに視力が，高くなり飽和する。黄野ら[1]は，視標呈示時間と視力との関係は 図3-3 のようであり，呈示時間無制限の視力の75％の視力が得られる時間は0.4〜0.95秒で，網膜疾患では延長した（中心性漿液性脈絡網膜症では1.78秒）と報告している。

日本工業規格（JIS T 7309）の附属書Aには，4秒間隔で3秒間視標を呈示すると規定している。

一般の視力表では視標の呈示時間は無制限であるが，コンピュータを使って自動呈示するような場合は呈示時間を規定する必要がある。一般の測定と比較する場合は3秒以上にすればよいであろう。

b．背景輝度

背景輝度0.01 asb近辺では，杆体と錐体の感度がほとんど同じになる。黄昏あるいは薄明視mesopicといわれる明るさである。これより暗い暗所視scotopicの状態では杆体視になり，視力は低い。明所視photopicの状態になると，次第に視力は上昇し，500〜1,000 asb位で頭打ちになる 図3-4 [2]。

1909年の国際眼科学会では自然光下で測定するとされ，1938年のわが国の基準では100〜300 lxとされていた。1964年の基準では500 ± 150 rlx（asb）とされている。2002年のJIS T 7309では200 cd/m^2（80〜320）とされた。200 cd/m^{2}は640 asbである。少し前には1,000 asbを超える輝度が使われることが多かったが，最近はこの規格に合わせた視力表が多い。640 asbは，最高視力が得られる輝度よりは少し低い。一般には室内の明るさは1,000 asbより暗いが，日中の屋外では100,000 lx程度の明るさがあることを考えると，

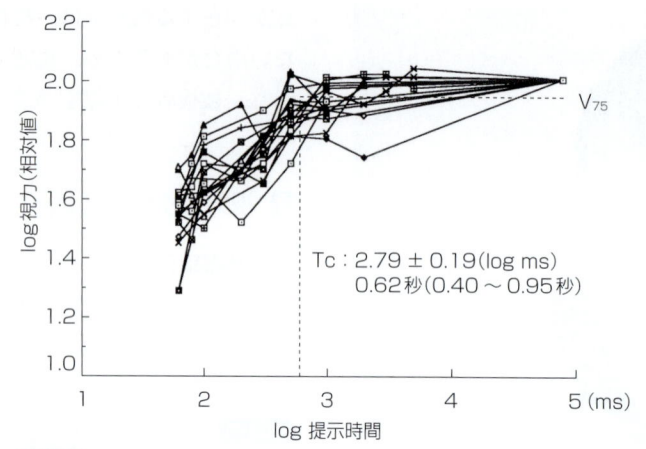

図3-3 視標呈示時間と視力(黄野桃世, 他:視力測定の視標呈示時間について. 日眼会誌 95:184-189, 1991)[1]
正常眼 17 眼。時間無制限の 75% の視力を得る呈示時間は 2.79 ± 0.19 (log ms) であった。

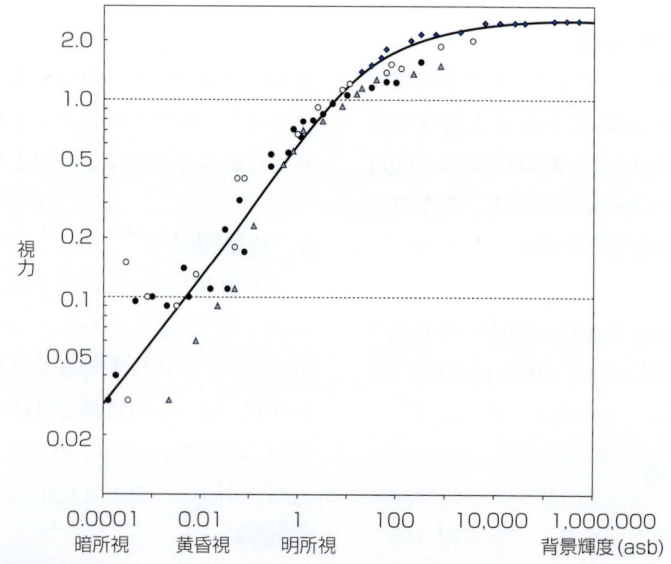

図3-4 明るさと視力(文献 2 より改変〔視力軸を対数にした〕して引用)
背景輝度と視力は低輝度では直線関係にあるが, 1,000 asb より明るいと頭打ちになる。

視力表の輝度はもう少し高い方がよいのかもしれない。

c. 視標のコントラスト

1964 年の基準では 90% 以上であったが, JIS では 74% 以上とされている。90% のコントラストは, 紙に印刷した視標で作ることはかなり困難で, 経時変化で低下するので実用的ではない。また, 視力値は 74% でもほとんど変わらない 図3-5 。

背景と視標のコントラストは, 背景の輝度を b, 視標の輝度を t とすると,

$$(b-t)/(b+t)$$

で表される。視力表の照明は b, t の両者に同等に関与するので, 照明を暗くするとコントラストが低下することはない。また, ニュートラルデンシ

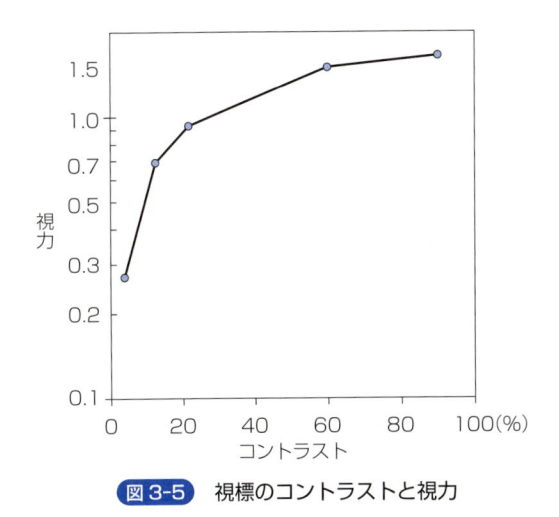

図 3-5 視標のコントラストと視力

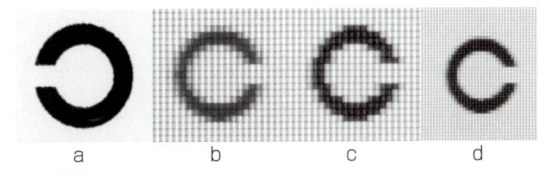

図 3-6 印刷された視標とコンピュータディスプレイの視標

bとcは19インチSXGA（1280×1024ドット）の液晶ディスプレイに表示した1.65の視標である。bはアンチエリアスによって平滑化している。形は丸くなっているが、ピントの悪い像である。いずれもaの印刷された視標と比べると良いとはいえない。dは15インチQXGA（2048×1536ドット）に表示した1.96の視標である。

ティフィルタ（ND filter）を装用しても同じである。

d. 視標の色，背景の色

視標の色により視力は変化する。白色背景（521 asb）では青視標で視力が高く、緑、赤の順に低下した。視標の輝度は全て79 asbである。黒背景（7.9 asb）では逆になり、赤、緑、青の順になった。

e. 視標の正確さ

紙あるいはプラスチック板に印刷した視標でなく、コンピュータディスプレイを用いた視力表がある。一般に入手できるディスプレイは解像度が十分ではない。デジタルのディスプレイではドットピッチ単位でしか表されないので、19インチSXGA液晶ディスプレイでは、ランドルト環の切れ目が5ドットで1.0, 4ドットで1.24, 3ドットで1.65である。2ドットでは2.48になり、2.0の視標は作れない。この粗さではきれいな視標にならないので、アンチエリアスを使ってピントを悪くして丸く見えるようにしている 図3-6-b 。しかし、一般に用いられている視標と比べ、良いとはいえない。実用に供するためには、15インチUXGAかQXGAのディスプレイが必要であろう 図3-6-d 。電子カルテなどで検査データ記入の自動化が求められ、このような視力表が増える可能性があるが、視標の質には十分注意する必要がある。

近距離用の視力表の視標は特に劣悪である。JIS T 7309で視標の許容誤差は2.0は±10％、その他の視標は±5％と決められている。1.0の視標は直径0.5 mm以下の大きさになるので、書籍の印刷法では困難である。半導体を作るための印刷は50 nm以下が実用化される時代である。もう少し正確な印刷の近距離用視力表ができることを望む。

f. 偏心度

中心窩では良い視力であるが、わずかに偏心すると視力が下がる。 図3-7 は網膜偏心度と視力との関係である。偏心度1°で視力1.2, 偏心度5°で0.5程度である[3]。

Shannonの標本化定理では、原信号に含まれる最大周波数成分の1周期の中の2ヵ所でサンプリングすると完全に復元できるといわれる。これを使ってp-cellの密度から最大空間周波数を推測すると、図3-7の点線のようになり[4,5]、実測値とよく一致する。

g. 瞳孔径

網膜像の良否に大きく影響するものに瞳孔の大きさがある。瞳孔が大きいと球面収差などの収差が大きくなり、また焦点深度が浅くなる。一方、小さくなると回折のため解像力が低下する。直径2.4 mm近辺が最も良好である[6]。

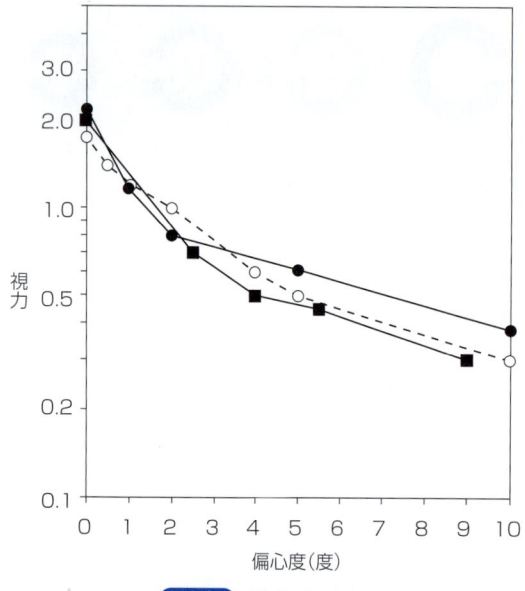

図 3-7 偏心度と視力
●はランドルト環，■は干渉縞で測定した視力である。○はp-cellの密度からShannonの標本化定理を用い，on-cellとoff-cellが一対となって信号処理しているとして算出した視力である。

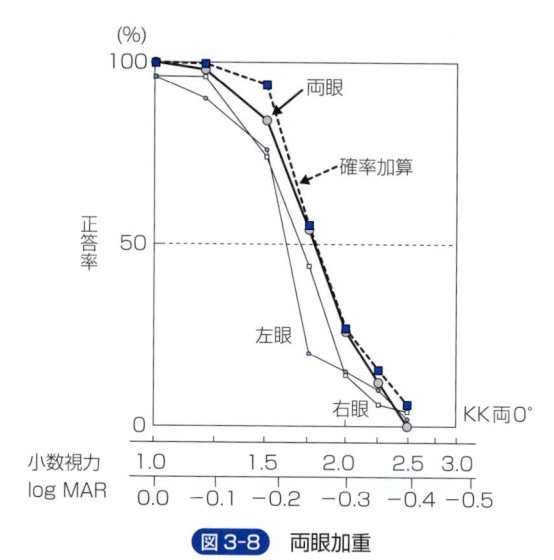

図 3-8 両眼加重
各視標における正答率を右眼と左眼それぞれa，bとすると，両眼での正答確率は累加されてa＋b(1－a)となる。
細い線は右眼，左眼それぞれの知覚確率曲線。太い線は両眼開放で測定した知覚確率曲線。太い点線は確率加算である。確率加算と両眼開放視力はほとんど同じであるから，この例での両眼加重は確率加算である。

h. 字ひとつ視力と字づまり視力

視標を一つずつ見せて測る（字ひとつ視力）と，多数の視標が並んだ視力表で測る視力（字づまり視力）は必ずしも一致しない。小児や弱視では，字ひとつ視力の方が良好なことが多い。JISやISOの規定は字の間隔を広く取り，字詰まりの影響を少なくするようになっている。一方，ETDRS chartでは文字間隔を1文字分とし，上下は下の視標の文字高として，かなり字詰まりの状態で測定している。

i. oblique effect

上下左右のランドルト環で測った方が，斜めのランドルト環で測ったよりも視力が良い。同様のことは縞視標でもみられる。この現象はoblique effectといわれ，ランドルト環は上下左右のみを用いる方がよいとされている。

oblique effectの原因として，眼球から中枢に至る視路に方向のチャンネルがあり，斜めのチャンネルが弱いことによるという説がある。頭を45°に傾けても水平，垂直の視標での視力が良いとい う実験結果もある。

j. 両眼加重

片眼の視力より両眼で見たときの視力の方が良い。その原因として確率加算と神経機構の2つが考えられる。

図 3-8 の知覚確率曲線において，1.75の視標を右眼は44％，左眼は20％正答している。両眼視で測定した場合，右眼で見えなかった56％のうち左眼で20％は正解すると考えられるので，44％＋(100－44)×20％＝55.2％の正解があるとみなされる。これが確率加算で，このようにして計算した知覚確率曲線が点線で示されている。50％を視力の閾値とした場合，右眼の視力は1.80，左眼の視力は1.68で，両眼視力は1.81，確率加算での両眼視力は1.82である。ここでは神経機構による両眼加重は起こっていないと考えることができる。

このように，両眼の確率加算は各視標の正答確率でのものである。閾値確率曲線の傾きは一定ではないので，ある視標の正答確率がわかっても，

それから視力，すなわち50％正答の閾値を算出することはできない。

電気生理学的検査では$\sqrt{2}$倍の加重があるといわれるが，確率から閾値を決定する心理物理学的検査では，$\sqrt{2}$とか1/2段階といった簡単な両眼加重は起こらないと考えてよい。

確率加算でないものとして潜伏眼振がある。片眼を遮閉すると眼振が起こるもので，両眼を開放して偏光眼鏡を装用し，片眼だけに見える視標を使う方法が優れている。

● 参考文献 ●

1) 黄野桃世, 山出新一, 深見嘉一郎：眼疾患における視覚の時間加重効果, (1)視力測定の視標呈示時間について. 日眼会誌 95：184-189, 1991.
2) 山地良一：視力. 大塚任, 他編, 臨床眼科全書第1巻, 金原出版, 東京, 1-66, 1969.
3) 薬師川浩, 西田保裕, 可児一孝：ランドルト環での中心外視力の測定. 神経眼科 21：307-312, 2004.
4) 乾敏郎, 可児一孝, 三宅誠：ヒト網膜X細胞受容野密度と視力. 神経眼科 6：391-395, 1989.
5) 乾敏郎, 三村治, 宮本健作：視力に関する神経機構について. 神経研究の進歩 25：194-213, 1981.
6) 所敬：屈折異常とその矯正, 改訂第4版, 金原出版, 東京, 29-52, 2004.

〔可児一孝〕

Ⅳ. 屈折検査の実際と必要な知識

1. 他覚的屈折検査

1 オートレフラクトメータ

a. 機器の構造

オートレフラクトメータは被検眼の屈折値を他覚的に測定する手段として臨床でよく行われる検査である。1980年代から市販され始め，測定が簡便であることに加え，徐々に低価格化が進んだことにより他覚的屈折検査機器として一般的な存在となっている。しかし検査精度は，高齢化に伴う白内障cataractや白内障術後の眼内レンズ症例の増加，角膜屈折矯正手術（例えばLASIK［laser in situ keratomileusis］）など眼科医療の高度化が進むにつれ求められる要求も厳しくなってきた。ここでは臨床汎用機種であるKR-8900（トプコン社製 図4-1）とARK-530A（ニデック社製 図4-2）の測定原理について解説する。

1）トプコン社製 KR-8900の測定原理

KR-8900の測定原理は，基本的にシャイネル（Scheiner）の原理[1]を応用・改良したリング投影による全経線同時読み取りと，微小偏角ロータリープリズムを実装した手法である 図4-3 。各経線の屈折値は，センサー上に得られたリング形状と合焦位置から読み取る。乱視がある場合にはリ

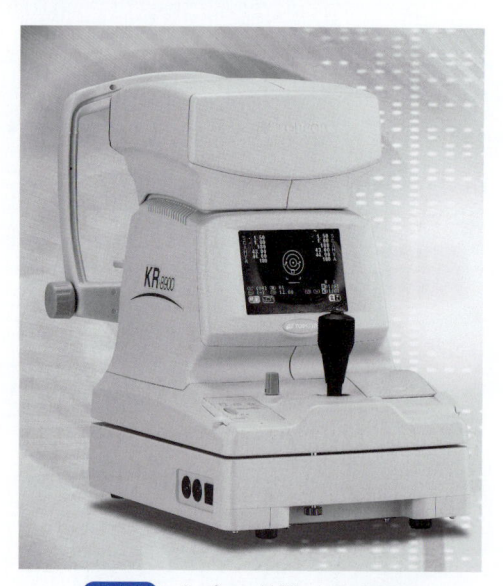

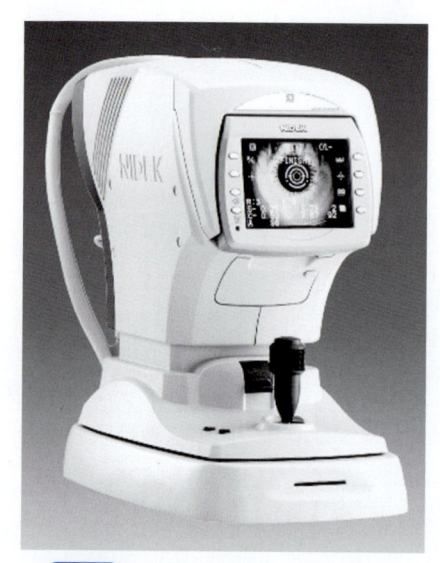

図4-2 ニデック社製 ARK-530A

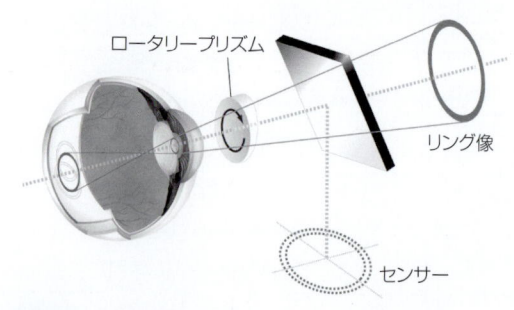

図4-3 KR-8900レフラクトメータ部の測定イメージ図

合焦時に規定の大きさになるよう，リング状測定ターゲットが網膜上に投影される。同様に合焦時に規定の大きさのリングがセンサーに得られる。
光路上，瞳孔と共役な位置にロータリープリズムが配置され，網膜上の反射ムラなどがキャンセルされる。

図4-1 トプコン社製 KR-8900

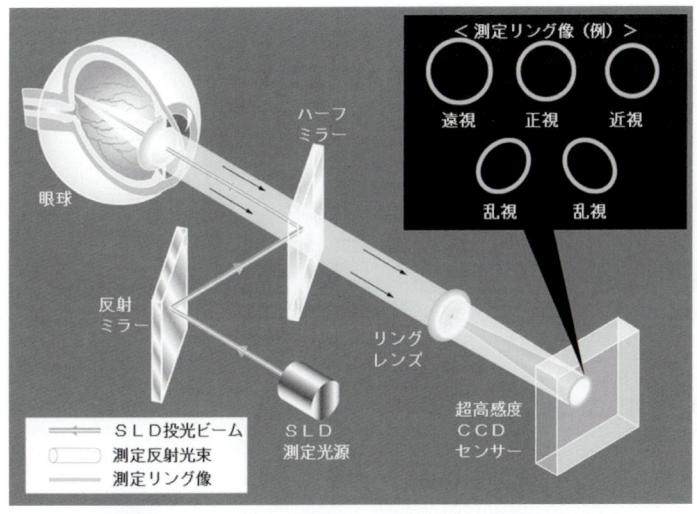

図4-4 ARK-530A ピューピルゾーン測定方式原理図

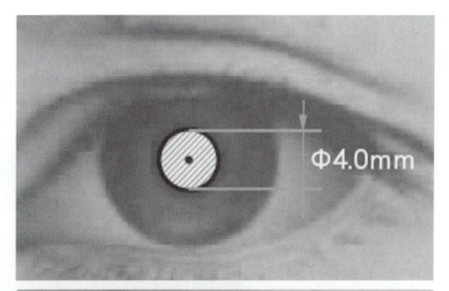

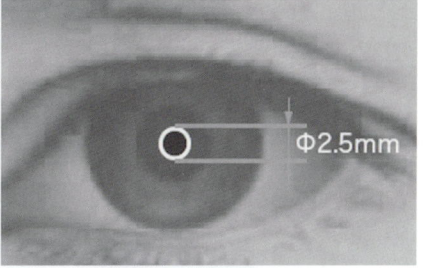

図4-5 測定エリア比較

ング像は楕円形となる。各経線の測定をもとに楕円近似を行い，強弱主経線の屈折度と軸角度を求める。各経線の測定時間に差がないため，固視微動や調節状態の変化による乱視度数や，乱視軸角度のばらつきは最小限になる。

2）ニデック社製 ARK-530A の測定原理

ARK-530A はピューピルゾーン測定方式 図4-4 をとっており，測定原理は眼底上の一点を発した光束が眼を射出して眼前のどこに集光するかを画像化して検出し，屈折誤差に換算するものである。屈折誤差値の算出の過程において，眼のモデルを仮定していないため，被検眼の状態によらない正確な測定値が得られる。測定光は近赤外光の SLD（superluminescent diode）点光源を用いており，投光光学系によって細い光束にして被検眼の瞳孔から眼底にスポット状に照明する。リングレンズなどで構成される受光光学系を介してその反射光の一部をリング状に取り出し，高感度2次元センサー上にリング像として結像させる。その際，測定光源と2次元センサーが被検眼眼底と光学的に共役関係となってシャープなリング像が得られるよう，球面値に関する光学的な視度補正が行われる。また投光光束とリング状の受光光束は互いの位置関係を保ったまま瞳孔上を高速で移動し，受光光束の瞳孔上での軌跡は外径が約4mm の範囲となる。

このようにして得られたリング像の形状に，被検眼の屈折誤差の情報が含まれている。屈折誤差がマイナス側に強くなるほど，眼から射出する眼底反射光束は収束光になるのでリング像は小さくなり，乱視があれば楕円になる。また被検眼瞳孔上の4mm 程度までの領域を通過する眼底反射光束を反映しているため，被検眼が実際に物を見ている状況により近い測定となる。測定可能な最小瞳孔径は2mm である 図4-5 。ただし，瞳孔内の位置によって屈折誤差が異なる場合や円錐角膜 keratoconus など不正乱視や高次収差成分がある場合には，検出されるリング像は完全な楕円とはならないため，得られたリング像に楕円近似を行い，楕円パラメーターに光学的な視度補正量を考慮して，球面値，乱視値，乱視軸を算出している。

3）測定値の信頼性

KR-8900 は高速回転する微小偏角プリズム（ロータリープリズム）を投影光学系と受光光学系共通に瞳孔と共役な位置に配置しているため，眼底面からの反射光束の不均一性や中間透光体の混濁，網膜上の血管や治療痕による反射ムラ，白内障や睫毛による光束のケラレなどが測定値に影響を及ぼすことを軽減している 図4-6 。測定最小瞳孔径は2mm である。測定精度を上げる測定方法としては，測定直前に被検者にしっかり瞬きをさ

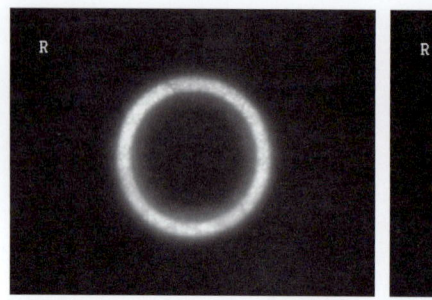

a. ロータリープリズムがない場合

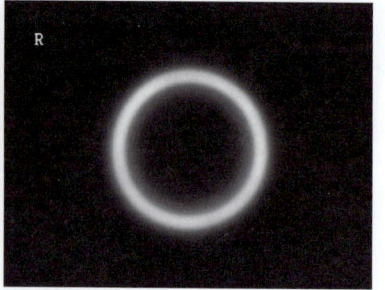

b. ロータリープリズムがある場合
網膜の反射不均一性が消えているのがわかる。

図4-6 KR-8900 センサーに得られた測定ターゲット像例（健常者，同一眼での比較）

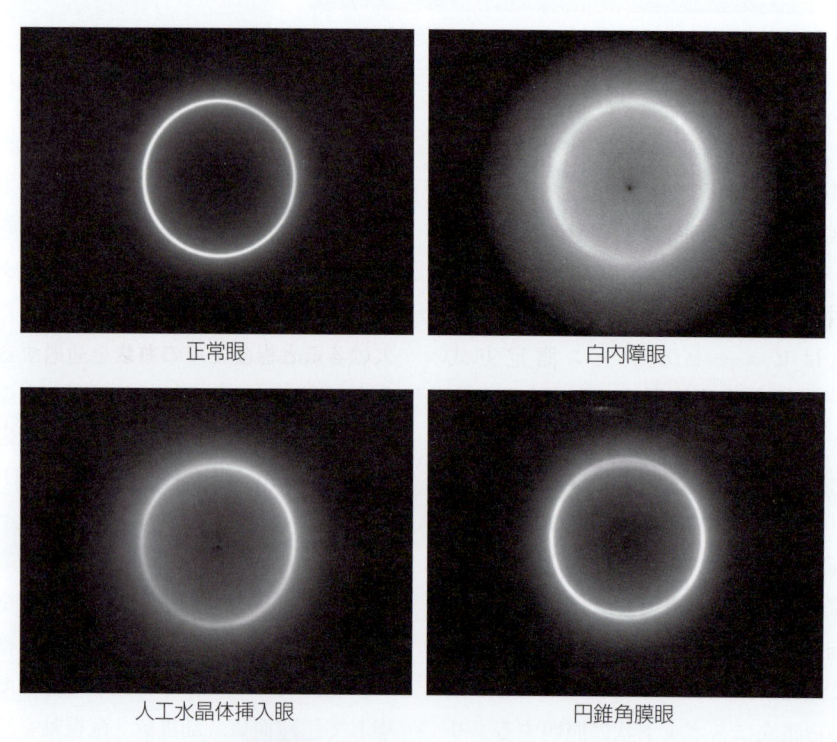

正常眼

白内障眼

人工水晶体挿入眼

円錐角膜眼

図4-7 ARK-530A 症例別リング像

せて涙液層を整えて，アライメントを正確に合わせることである。調節が起こり測定値が不安定であるときには，連続測定モードを解除すれば測定ごとに内部視標の雲霧によって調節除去を行うことができる。ターゲット像スイッチを押すと，図4-7 に示すような測定ターゲットリング像を確認できる。ターゲット像が部分的に欠けることなく得られているか，ぼやけていないかを確認す

ることにより，測定データの信頼性を判断することができる。

ARK-530Aは，画像化による検出から屈折誤差値の算出の過程において，眼のモデルを仮定していないため，被検眼の状態によらない正確な測定値が得られる。測定にSLD点光源を用いるため中間透光体の混濁・散乱の影響を受けにくい。
進行した白内障やIOLからの異常反射光の影響

も比較的受けにくいため信頼性のある測定が可能である。測定後にリング像と，リング像に対する楕円近似の一致度を5段階に分類した信頼係数が表示される。リング像はアライメントに用いる2重マイヤーリングと併せて被検眼の状態を判断できる。信頼係数は値が低いほど，通常の球面値，乱視値による屈折矯正が難しいことを意味する。

●参考文献●
1) 神谷貞義，梶浦睦雄編：生理光学と眼鏡による治療．医学書院，東京，226-228，1967．
2) 高橋栄二，江口秀一郎：白内障手術後の乱視矯正．眼科診療プラクティス6(6)：100-102，2003．

（中尾浩久，羽根渕昌明）

b．測定時の影響因子と注意

オートレフラクトメータ測定時の影響因子と注意について，主に据置き式で測定する場合について述べる。

1）測定時の影響因子
①測定方法

簡単に短時間で測定できるオートレフラクトメータは，いくつかの経線の屈折値を測定し，これらを計算して球面レンズ度，円柱レンズ度，軸方向を求めているので，機種により測定時間が0.2～8秒かかる。この測定値は1～1.5 cycle/秒に5′～30′動く固視微動や，1～2 cycle/秒に0.1 D程度動く調節微動により，特に乱視や軸方向に影響を受ける[1]。また目標をきちっと固視していても体や眼が少しでも動けば測定値は変動し，瞳孔間距離も変わる。顎台に顎をきちっと乗せ，額当てに額をつけて顔を動かないようにして固視させることが必要である。このとき，測定光は赤外線（長波長）を使っているため可視光より後方に焦点を結び，測定値は遠視側に出るが，可視光値に補正している[1]。

②瞳孔径

オートレフラクトメータで屈折度を測定するには，瞳孔径が2～3 mm以上ないと測定できない機種が多い。また瞳孔が大きいと収差の影響があり，瞳孔中心部で測定する[1]。

③開瞼の状態

開瞼は睫毛が入れば乱視などが強く出ることもある。オートレフラクトメータでは，測定するのに角膜を中心に直径約3 mmの測定範囲が必要なことが多く，大きく眼を開けることが必要になる。

④涙の影響

オートレフラクトメータの測定前には，涙の膜が一様になるよう瞬きをしてから行う。開瞼を長く行うと涙の乾燥などで一様でなくなり，乱視が強く測定されたり，乱視軸が上手く測定できない。

⑤角膜から眼底までの透光体の混濁

オートレフラクトメータの測定光は，角膜から眼に入り眼底からの反輝光線を捉えて測定するため，中間透光体の混濁など光路の障害があると測定できないか，正確な測定値は得られにくい。

⑥強度の近視，遠視，乱視

オートレフラクトメータは，屈折度の測定範囲（おおよそ遠視，近視は±25 D，乱視は7 D）が決まっている。測定範囲の限界に近い値は信頼性に欠けることも多く，これ以上の屈折異常は測定できない。

⑦調　節

オートレフラクトメータの永遠の課題は調節の関与である。器械近視や暗室で行う場合は夜間近視（0.50～1.50 D），近くで物を見ている感覚からも調節が入りやすく，測定値は近視側に測定されやすい。据置き式のオートレフラクトメータは機器内部に視標がある機種が多く，調節を取り除くよう雲霧固視目標が内蔵されている。機器の外部に視標がある場合は調節をとるため視標までの距離を十分とり行うが，雲霧ができないため特に遠視で問題になる。

2）測定時の注意点
①顔を動かさないための準備

据置き式では，顎台に顎を乗せ，額当てに額がつき少し押しつけるように顔が置かれていれば，眼の位置も固視している間は動かない。この姿勢を維持するために，椅子の高さとオートレフラクトメータの高さの調節，顎台と額当ての位置の調

節をしておく。アイレベルマーカーなど顎を乗せたときの眼の高さを示す線があるので，この高さに瞳孔中心がくるように測定機器あるいは顎台の高さを変えるとよい。また，「眼を開けて」と言うと口も開けてしまい眼の位置がずれることもあるので注意を促す。

②顔の位置の調整

　顔が固定されても，いざ測定しようとすると見やすい目または見にくい目を前に出したり，右側または左側へ顔を寄せようとすることがある。このときは被検者の顔の位置を誘導するか，顔を触ることを告げ，顔の位置，頭の位置などを調整し，睫毛が測定部分に入らないように大きく眼を開けてもらう。開瞼が不十分な場合は検者が「瞼を上げます」と言い，手で上眼瞼を挙上する。

　また，複視がある，斜視で優位眼が決まっているなどできょろきょろする場合は，非測定眼を遮閉し，まっすぐ見てもらう。眼振は振幅が最小になるところがあれば顔の向きを変え測定し，精度は低くても参考値を得るようにする。

③測定値の信頼係数を見ておく

　測定値は，各機器の結果に表示される信頼係数を確認しておく。

④中心暗点など中心の視標が見えない場合

　瞳孔中心が測定範囲内にくるように眼の位置を誘導する。

　偏心視の位置が中心から近い場合は偏心視の位置でも測定しておく。

⑤調節が入る場合

　両眼で近くを見るため輻湊して近視寄りに出る場合は，非測定眼を遮閉して測定する。瞳孔が大きいときの測定がよい場合もある[1]。測定時には一生懸命見ないで視標をぼんやり見てもらうか，遠くを見るようにしてもらうとよい。

　まず，3回以上測定しその平均値をとる。測定のたびに遠視寄りになってきたら安定するまで測定を続けるようにする。調節がとれないとき（小児など）は調節麻痺剤を点眼して測定する。

⑥検査ができない場合

　測定しにくい症例では，信頼係数が低くても参考値を得る目的で，とりあえずどのような姿勢でもよいので測定してみる。

　縮瞳していたり，白内障などがあり測定しにくい場合は，IOLモードにしたり，通常の測定ポイントより少しずらすと測定値が得られることがある。

　屈折度が測定できない場合は，角膜屈折力を測定し，角膜乱視の値を求めておくと乱視の参考になることがある。

⑦小児の注意点

　3歳前後から測定可能になるので一度は試す。小児は手早く検査をする必要があるので，測定前にオートレフラクトメータがスリープになっていないように測定画面を出し，機器や顎台の高さをある程度調整しておく。初めは母のひざなどで安心させ，額が離れたり顎が浮いたら，顎台など微調整しながら保護者がいれば軽く抑えてもらい，頭や顔が動かないようにする。「眼を開けて」と言うと口が開きやすいので注意する。

　顔が固定したら，「中に何か見えるかな」「何色かな」「赤色かな」「兎さんが出てくるかな」「色が変わるかな」などと言いながら測定時間までじっとさせる。「10数える間じっとしていてね」と言うと頑張って動かないことも多い。

　調節はどうしても入ることが多く，近視寄りに測定されるため，サイプレジン®など調節麻痺剤点眼による屈折検査が必要になる。

⑧手持ち式オートレフラクトメータの注意点

　小児や座位のとれない人，手術などベッド上での屈折検査などには手持ち式のオートレフラクトメータが適している。しかし，小児は目の前に物がくることを嫌うため測定が難しいこともある。また，測定器の置く位置は手持ちであるため，機器の傾きなど置き方により多少屈折度が変わることがあるので注意する。

2 検影法 retinoscopy のコツ

　検影法は，他覚的屈折検査のなかでオートレフラクトメータの測定ができない乳幼児などには必要な検査である 図4-8。2経線を測定し，屈折度

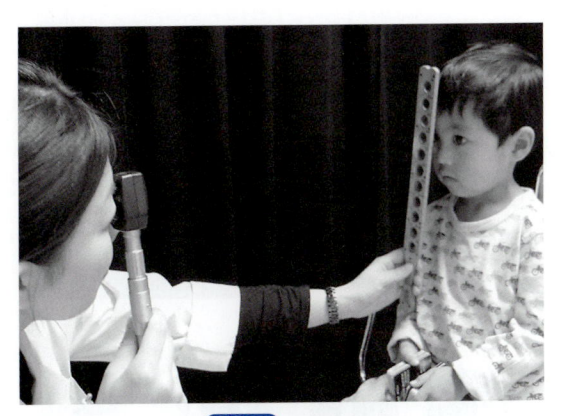

図4-8　検影法
線状検影器と板付きレンズを使用し屈折度を測定している

を得る。

a. 準　備

器具は検影器 retinoscope と板付きレンズが必要である。半暗室か暗室で行う。

検影器には点状検影器（光が円形に出る）と線状検影器（光が長方形に出る）がある。

・手早く行いたい場合は，円形の光の出る点状検影器の方が直行する2経線を手早く測定できるのでよい。
・乳幼児を寝かせて行う場合は，開瞼器を用いることがあり，眼球の圧迫に注意する。
・幼児では，暗室は怖がるので半暗室で行う。

b. 測定する光束

測定光束は，開散光，平行光，収束光（長収束光，短収束光）に変えることができるが，最終的には開散光で測定した値を採用する 図4-9 。開散光と短収束光では光影の向きが逆になることに注意する。

・光は初め瞳孔を横切るように動かし，目安をつけて瞳孔を覆うように動かす。
・近視，正視は開散光で，遠視，強度遠視は長収束光で，強度近視は短収束光で行う方が明るく見えわかりやすい。最後は必ず開散光で確認する。

c. 検査距離

検査距離は，一般に検影器から被検者の角膜頂点まで50 cm（0.5 m）で行う。

そこで，測定された値から2 D（1/0.5＝2 D）引く。この換算値は検査距離により異なり，25 cmで行われた場合は4 D（1/0.25＝4 D）と検査距離の逆数の値を引く。

・検査距離は片手を伸ばしたぐらいの長さが50 cmのことが多い。この距離が違えば全ての値は間違えてしまうので，初めは糸などを張っ

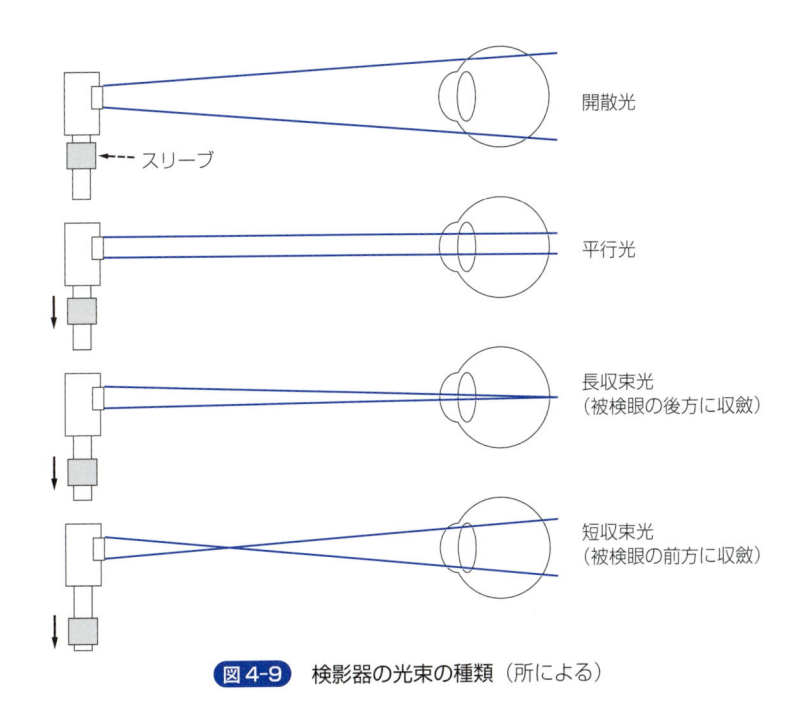

開散光

←-- スリーブ

平行光

長収束光
（被検眼の後方に収斂）

短収束光
（被検眼の前方に収斂）

図4-9　検影器の光束の種類（所による）

d. 検影器による瞳孔からの反射光線をみる

　検査距離50 cmがとれるように被検者を座らせ，右眼を測定するときは検者の右耳の延長線上の固視標（左眼は左耳後方）を見せる。最後は正面を見てもらい確認する。

　検影器の光束を調節するスリーブを動かし開散光にする。

　検影器の光束で被検者の瞳孔を照らし，検影器を回転させ被検者の瞳孔からの反射光線の動きをみる。光束の動く方向がこの眼の経線方向なので，この方向に沿って検影器を回転する。検影器を水平に回転させ光束を右→左にすると，

　　反射光線が右→左へ動く→同行（同じ方向に動く）
　　反射光線が動かない→中和（瞳孔全体が明るい）
　　反射光線が左→右へ動く→逆行（逆の方向に動く）
　（検影器の光束を左→右にした場合は，反射光が左→右へ動くと同行になる）　図4-10

- 右眼の測定に右耳の後方を見せるのは，検影器の光束が被検者の（視神経）乳頭面付近に当たり，比較的まぶしくなく縮瞳もしにくいためである。収差の影響がないよう中心で測る。最後は検影器を見せ，中心窩での値を確認する。
- 被検者が輻湊するなどで調節が入る場合は，片眼を遮閉して行うとよい。
- 検影器を覗いたときの反射光線がはっきりしないときは，検査距離を変えると見やすいときがある。このときの検査距離を確認しておき，測定値から検査距離による換算値を引く。

e. 経線の屈折度の測定

　被検眼の12 mm前に板付きレンズを置く。反射光が中和したところが屈折度の値になるので，反射光線が同行，逆光の場合は中和するように板付きレンズの度を変えていく。

　検査距離50 cmでは次のようにレンズを入れる。
　　反射光線
　　　同行→中和するまでレンズ度＋2.25 Dから凸レンズ度数を増していく。

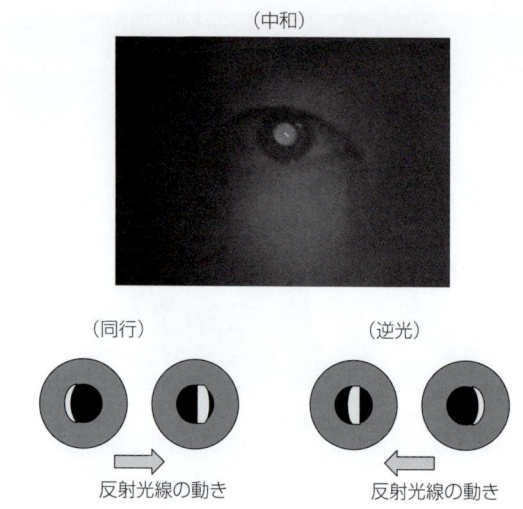

図4-10
中和：実際に検影器から見たときの反射光線の見え方
同行：光束を動かした方向と反射光線の動く方向が同じ
逆行：光束を動かした方向と反射光線の動く方向が逆

　　　逆行→中和するまでレンズ度＋1.75 Dから凸レンズ度数を減らし，凹レンズ度数を増していく。

　中和したら，眼前のレンズ度数に換算値－2.00 D加えた値が屈折度になる（c. 検査距離 参照）。
　例：検査距離50 cm，レンズ加えず中和
　　　　　　　$0 + (-2.00\,D) = -2.00\,D$
　　検査距離50 cm　－3.25 Dで中和
　　　　　　　$-3.25\,D + (-2.00\,D) = -5.25\,D$
　　検査距離40 cm　－3.25 Dで中和
　　　　　　　$-3.25\,D + (-2.50\,D) = -5.75\,D$

　レンズ度の決定は，必ず開散光で正面を見てもらい被検者の中心窩の位置で行う。

　1経線の屈折度を求めた後，その経線と直行する方向に検影器を回転させ，同じように屈折度を求める。

- 検査距離は検査していると次第に近づいてしまうので一定に保つよう注意する。
- 上記のように検査距離が変わると換算値も変わり屈折度が変わるので，中和したときにもう一度検査距離を確認して換算値を決めるとよい。
- 確認のためなど検査距離を変えて検査することもある。

- 初めに反射光線を見たとき，明るく見えるか，左右眼の明るさは同じか確認しておく。暗い場合は屈折度が強いことが多い。左右の明るさが違う場合は不同視の可能性がある。
- 斜乱視の軸を簡単に決定するのは難しく，45°を基準に，それ以上か以下かを目測する。
- 乳幼児などは眼前にレンズを置かれると嫌がるのですばやく検査を行う。板付きレンズより検眼レンズの方が嫌がりにくく，見やすいことが多い。

f. 屈折度を求める

得られた各経線の屈折度の値をもとに屈折度を求める。

例：検査距離 50 cm で中和したレンズ

検影器を縦方向で回転して得られた値：

　-1.75 D の場合 → 90 度経線方向の屈折度
　　-1.75 D $+ (-2.00$ D$) = \underline{-3.75\ \mathrm{D}}$

検影器を横方向で回転して得られた値：

　$+3.00$ D の場合 → 180 度経線方向の屈折度
　　$+3.00$ D $+ (-2.00$ D$) = \underline{+1.00\ \mathrm{D}}$

したがって屈折度は

　S$+1.00$ D $=$ ◯cyl-4.75 D Ax180°　　⎤ -3.75 D
　(S-3.75 D $=$ ◯cyl$+4.75$ D Ax90°)　⎦
　　　　　　　　　　　　　　　　　　　　　$+1.00$ D

●参考文献●

1) 所敬：屈折異常とその矯正 改訂第4版．金原出版，東京，77-82, 2004.
2) 所敬，他：目で見る視力屈折検査の進め方 改訂第2版．金原出版，東京，104-108, 2007.

〔山下牧子〕

memo

IV. 屈折検査の実際と必要な知識

2. 瞳孔間距離測定

　瞳孔間距離interpupillary distanceとは，左右眼各々の瞳孔中心線から瞳孔中心線までの距離である。瞳孔間距離を測定することは，屈折検査や眼鏡レンズによる屈折矯正を行う際に瞳孔中心とレンズの光学中心を一致させるために必要であり，ずれによる収差やプリズム作用を防ぐことができる。

　瞳孔間距離は固視目標の距離によって変化するため，屈折検査を行う距離あるいは眼鏡処方を行う距離に固視目標をおいて測定する必要がある。

　測定方法には瞳孔間距離計を用いる方法とメジャーを用いて測定する方法があるが，ここではメジャーを用いて測定する方法を記す。瞳孔間距離は左右眼の瞳孔中心間距離を測定することが基本であるが，瞳孔中心は設定しにくい。その場合は，角膜輪部あるいは瞳孔縁で測定してもさしつかえない。ただし，左右の角膜径や瞳孔径に差がある場合は瞳孔中心で測定する。また瞳孔間距離測定時には必ず顕性斜視の有無を確認しておく。

1 遠見瞳孔間距離測定

a. 遠見の固視目標を見せて測る方法（斜視がない場合）　図4-11

　1）検者は被検者の正面やや下方に対面し，被検者に検者の頭越しに遠見固視目標を見せる。遠見固視目標は，被検者が視認できる視標を視線の高さにおく。検者は被検者の遠方視を妨げないように注意する。メジャーは角膜頂点より12 mm離して上眼瞼（もしくは下眼瞼）上に保持し，検者は自分の右眼でメジャーの目盛り0を被検者の左眼耳側角膜輪部に当てる。

　2）次に検者は左眼で被検者右眼鼻側角膜輪部の目盛りを読む。角膜径に左右差がある場合は瞳孔縁や光点（角膜反射）間を測定してもよい。ただし，部屋の明るさによっては瞳孔縁や光点の確認

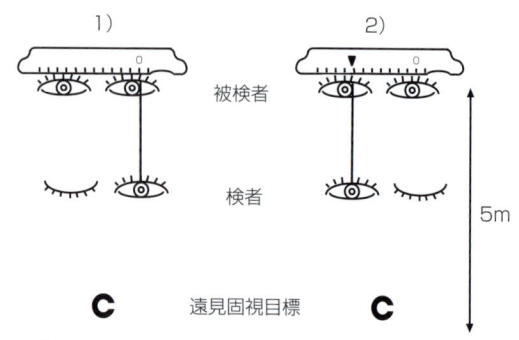

図4-11　遠見の固視目標を見せて測る方法（斜視がない場合）

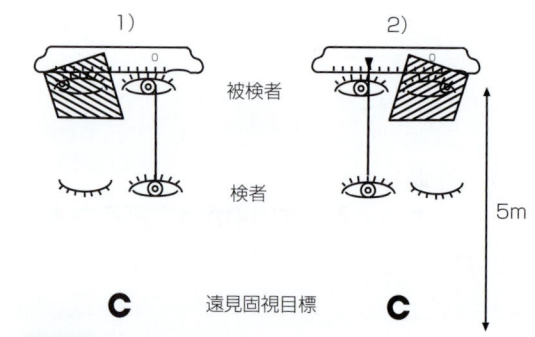

図4-12　遠見の固視目標を見せて測る方法（斜視がある場合）

が難しいときがある。

b. 遠見の固視目標を見せて測る方法（斜視がある場合）　図4-12

　斜視がある場合には瞳孔間距離測定時にカバーテストを併用する。斜視がある場合，各眼ともその眼が固視眼となった位置にレンズ光学中心を設定する必要がある。

　1）被検者に遠方固視目標を見せる。上眼瞼（下眼瞼）上にメジャーを保持し，被検者の右眼をカバーし左眼で固視させ，検者は右眼でメジャーの目盛り0を被検者の左眼耳側角膜輪部に当てる。

　2）次に被検者の左眼をカバーし，右眼で固視させ，検者は左眼で被検者の右眼鼻側角膜輪部の

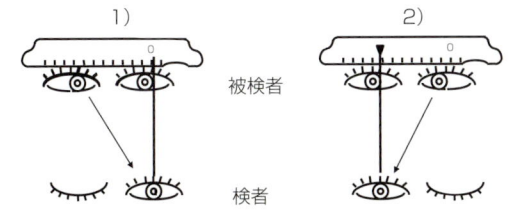

2. 瞳孔間距離測定 ● 45

図4-13 検者の対面する眼を固視させて測る方法（斜視がない場合）

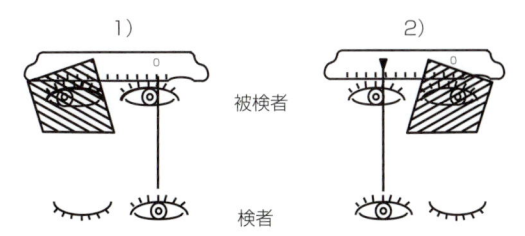

図4-14 検者の対面する眼を固視させて測る方法（斜視がある場合）

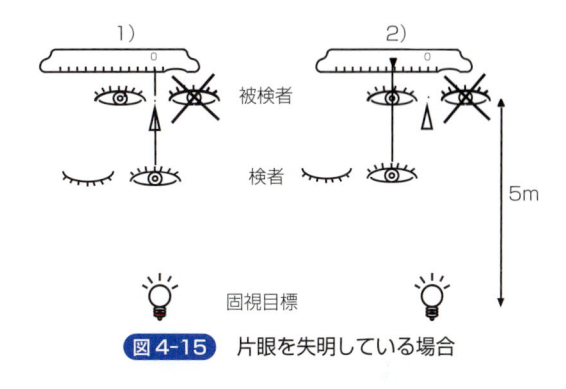

図4-15 片眼を失明している場合

目盛りを読む。

c. 検者の対面する眼を固視させて測る方法（斜視がない場合） 図4-13

この方法を用いる場合，被検者の視線が平行眼位をとることが必要であるため，被検者と検者の瞳孔間距離に差がないことが前提となる。

1）検者は被検者の正面に対面し，被検者の上眼瞼（下眼瞼）上にメジャーを保持し，検者は被検者に左眼で検者の右眼を固視させ，メジャーの目盛り0を被検者の左眼耳側角膜輪部に当てる。

2）次に検者は被検者に右眼で検者の左眼を固視させ，検者は左眼で被検者の右眼鼻側角膜輪部の目盛りを読む。

d. 検者の対面する眼を固視させて測る方法（斜視がある場合） 図4-14

前項 **1**-c にカバーテストを組合せて測定する。

1）検者は被検者の正面に対面し，被検者の上眼瞼（下眼瞼）上にメジャーを保持し，被検者の右眼をカバーし，左眼で検者の右眼を固視させ，メジャーの目盛り0を被検者の左眼耳側角膜輪部に当てる。

2）次に検者は，被検者の右眼のカバーを左眼に替え，右眼で検者の左眼を固視させ，検者は左眼で被検者の右眼鼻側角膜輪部の目盛りを読む。

e. 片眼を失明している場合 図4-15

1）被検者に遠方視標を見せる。検者は利き目を鼻根部正中におき，メジャーの目盛り0を当てる。

2）次に検者は利き目を被検者の僚眼の正面に移動し，僚眼の瞳孔中心までの距離を測定する。

※眼鏡処方箋には，鼻根部中心より右方へ（右眼の場合）○○mmと記載する。

f. 顔に非対称がある場合 図4-16

顔や角膜の大きさに左右非対称がある場合には，鼻根部中心から左右眼の瞳孔中心に向かって各々測定する。

1）被検者には検者の頭越しに遠方光視標を見せる。被検者の下眼瞼（上眼瞼）上にメジャーを保持し，検者の利き眼で鼻根部中心にメジャーの目盛り0を当てる。

2）次に被検者の左眼の瞳孔中心に映る光の反射を，検者の利き眼の位置を替え目盛りを読む。

3）再び鼻根部中心にメジャーの目盛り0を当て，検者の利き眼を被検者の右眼前に位置し，被検者の瞳孔中心の目盛りを読む。

※測定時の鼻根部中心はテープで記すと容易に測定できる。眼鏡処方箋に記載するときは中心より右左別々に記載する。

g. 視力が悪い場合や乳幼児の場合

次項 **2**-a.（図4-18）の方法で測定し，必要な距離に換算する（**2**-b. 参照）。

2 近見瞳孔間距離測定

a. 近見瞳孔間距離測定 図4-17

1）検者は被検者の正面に対面し，被検者の両

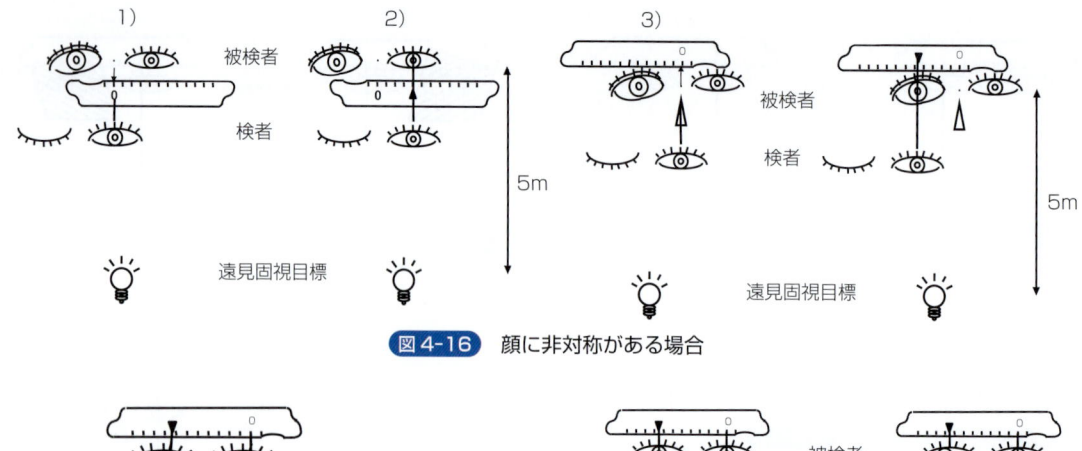

図4-16 顔に非対称がある場合

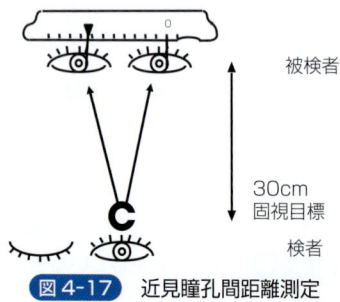

図4-17 近見瞳孔間距離測定

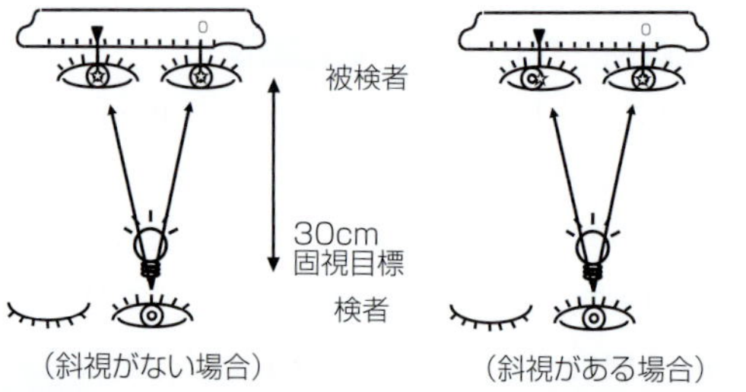

図4-18 近見瞳孔(角膜反射)間距離測定(斜視の有無にかかわらず)

眼の中央正面から30 cmの位置に固視目標をおく。検者は片眼を固視目標の後方におき，被検者の上眼瞼（下眼瞼）上にメジャーを保持し，目盛り0を被検者の左眼耳側角膜輪部に当てる。

2）次に被検者の右眼の鼻側角膜輪部の目盛りを読む。検者は片眼で目盛りを読む。

※固視目標に光視標を用い角膜反射間距離を読んでもよい 図4-18。図4-18の方法は斜視があっても角膜反射間距離で測定できる。

b. 計算式で瞳孔間距離を換算する方法 図4-19

乳幼児や視力不良により測定が困難な場合や，目的とする距離が中間距離で測定が不可能である場合，図4-18の方法によって近見瞳孔間距離の測定を行い，必要な視距離に換算する。

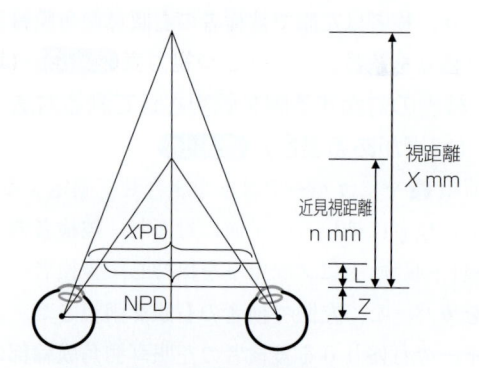

X PD：X mm での瞳孔間距離
n PD：近見瞳孔間距離（mm）
L：頂間距離（12 mm）
Z：角膜頂点から回旋点までの距離（13 mm）

図4-19 近見瞳孔間距離の換算方法

瞳孔間距離(PD)の換算：近見瞳孔間距離(nPD)からの視距離 X mm への PD の換算

$$X\,\mathrm{PD} = n\mathrm{PD} \times (X-L)/(X+Z) \times (300+Z)/(300-L)$$

例：近見瞳孔間距離＝60 mm，視距離50 cm のPD

$$X\,\mathrm{PD} = 60 \times (500-12)/(500+13) \times (300+13)/(300-12) = 62.03\,\mathrm{mm}$$

●参考文献●

1) 梶田雅義：眼科プラクティス9 屈折矯正完全版, 坪田一男編, 文光堂, 東京, 231-232, 2006.
2) 西信元嗣：早わかり眼光学, 第3版, 金原出版, 東京, 78, 2006.
3) 木谷明：眼科検査法ハンドブック, 第4版, 東京, 小口芳久, 他編, 医学書院, 東京, 183-186, 2005.

（仲村永江）

Ⅳ．屈折検査の実際と必要な知識

3．自覚的屈折検査

1 用意すべき器具

- 視力検査装置
- レンズセット
- 眼鏡試験枠（検眼枠）
- 遮閉板
- クロスシリンダー

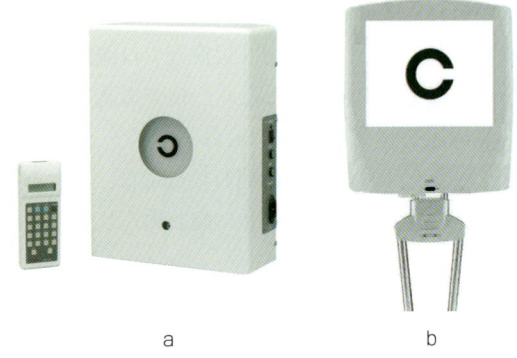

a．視力検査装置

視力検査装置は大きく字づまり視力表と字ひとつ視力表に分けられる。一般的に用いられる字づまり視力表には，視標にランドルト環のみを用いた標準検査装置と，視標にランドルト環とひらがなや数字などを用いた准標準検査装置の2つに分けられる 図4-20。字ひとつ視力表 図4-21 は，

図4-21 字ひとつ視力表
a：内部照明タイプ（字ひとつ視力計 AVC-36 コーワ）
b：液晶タイプ（システムチャート〔液晶視力計〕MODEL：SC-2000 NIDEK）

主に読み分け困難がある小児や弱視の視力検査時に用いられる。読み分け困難とは幼年型視覚の特徴の一つであり，字ひとつ視力が字づまり視力より高い値を示す現象で，正常小児でも8歳までは続く[1]といわれている。

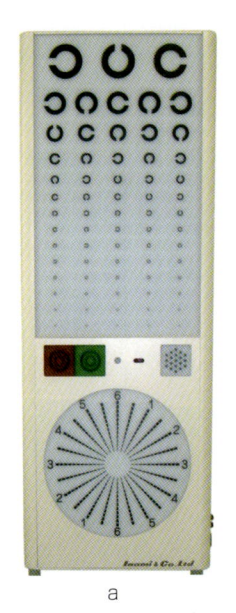

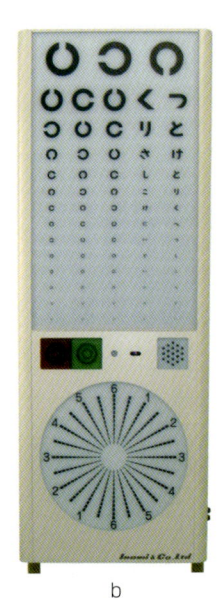

b．クロスシリンダー

クロスシリンダーは乱視の検査器具で，図4-22 に示すように，同じ屈折力をもつプラスの円柱レンズとマイナスの円柱レンズを組み合わせた構造をもつレンズである。赤のマークの部分は円柱凹レンズの軸，黒のマークの部分は円柱凸レンズの軸となっている。クロスシリンダーの度数はS±0.25 D，S±0.50 D，S±1.00 Dがあり，残余乱視の

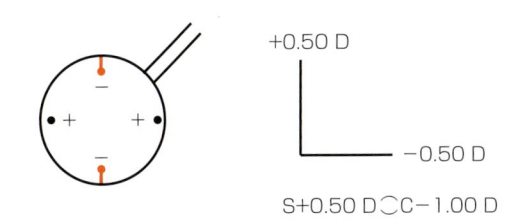

図4-20 字づまり視力表
a：ランドルト環のみを用いた標準検査装置
b：ランドルト環とひらがなや数字などを用いた准標準検査装置
（ワイヤレスリモートコントロール視力検査装置　イナミ）

+0.50 D
−0.50 D
S+0.50 D◯C−1.00 D

S±0.50 Dのクロスシリンダーの度数

図4-22 クロスシリンダー

度数により使い分けることが理想的だが，一般的にはS±0.25 D，S±0.50 Dが用いられることが多い。

2 自覚的屈折検査の流れ

屈折異常は調節休止状態の遠点の位置で区別される。そのため，自覚的屈折検査では調節の介入を防ぐことが大変重要となり，検査の基本となる。自覚的屈折検査の全体の流れをフローチャート図4-23 に示す。自覚的屈折検査では，視力を指標として自覚的応答を参考に調節休止状態において焦点を網膜上に結像させるために必要なレンズ度数を導くことにより，屈折異常の状態を判定している。

自覚的屈折検査の手順は，まず最初に裸眼視力を測定し（Ⅲ章-2参照），次に遠視系，正視，近視系の篩い分けをして最高視力の出る球面レンズの検出を行い，次に乱視の矯正をして，最後に球面レンズの調整を行って自覚的屈折値の決定となる。以下にそれぞれの検査手順について詳しく述べる。

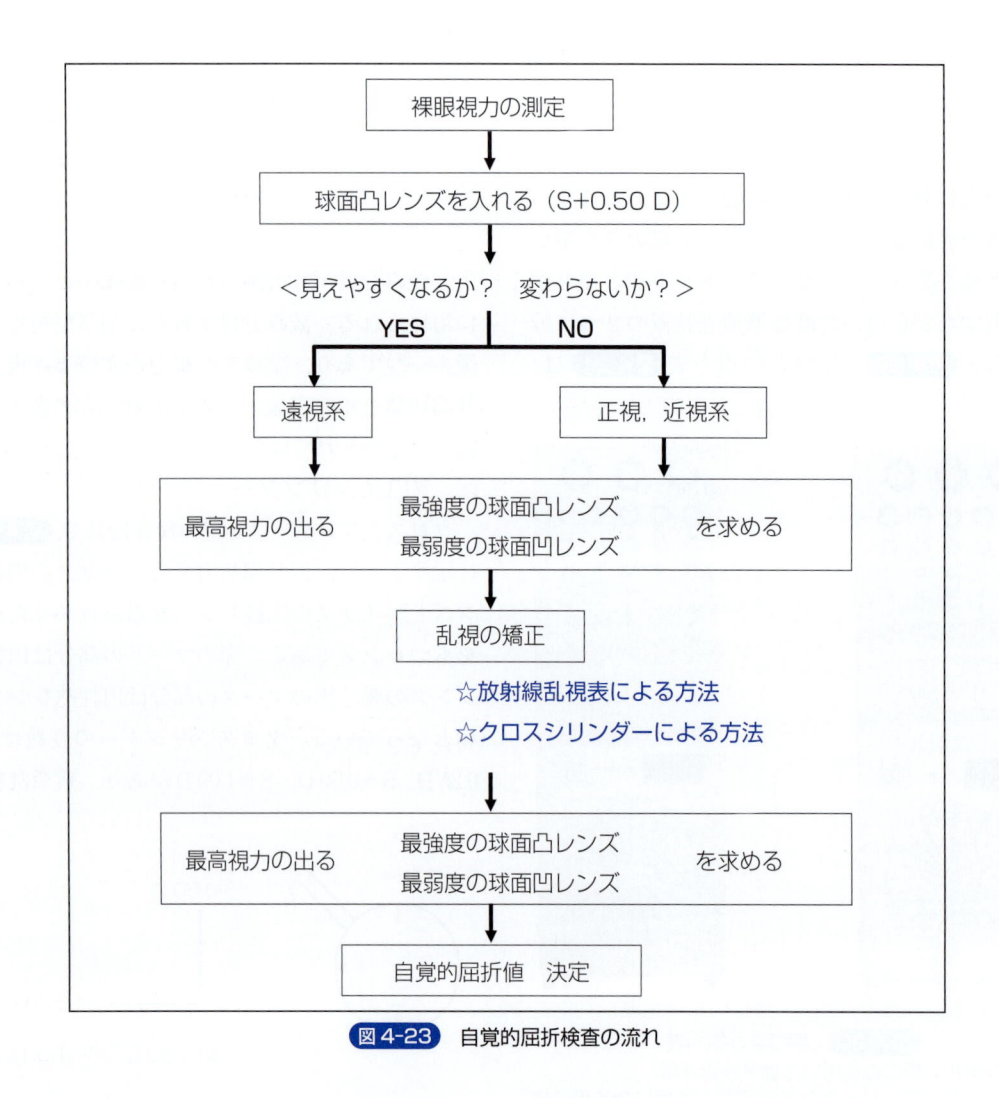

図4-23 自覚的屈折検査の流れ

a. 最高視力の出る球面レンズの検出

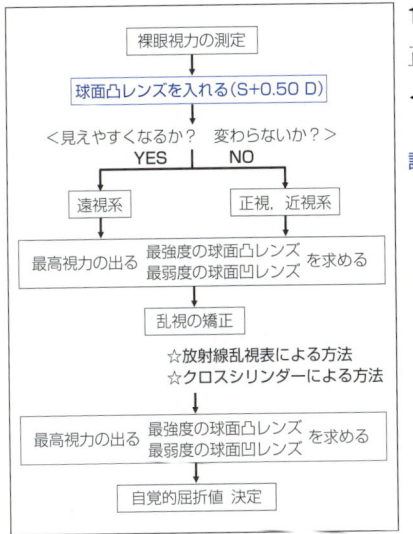

1) まず，球面凸レンズ（S+0.50 D）を用いて遠視系か，または正視，近視系かに篩い分ける。

＜篩い分けを球面凸レンズから行う理由＞

調節の介入を防ぐため

☆正視の人に凸レンズを装用した場合

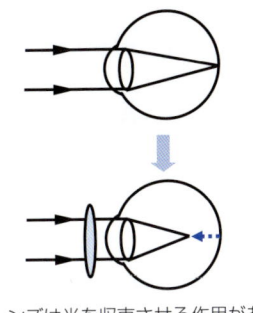

凸レンズは光を収束させる作用があるため，焦点を前方へ移動させる効果がある。そのため調節は起こらない。

☆正視の人に凹レンズを用いた場合

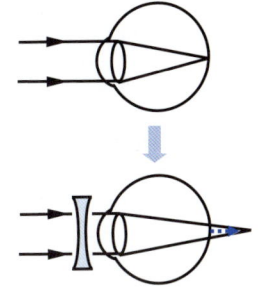

凹レンズは光を発散させる作用があるため，焦点を後方へ移動させる効果がある。そのため調節が起こる。

〈コツと注意点〉

・裸眼視力が0.1以下の場合は，
　①強い屈折異常がある
　②疾患などにより矯正しても視力が出ない
の2つが考えられる。強い屈折異常がある場合は，篩い分けのレンズにS+0.50 Dを用いても違いがわからないため，より大きい度数のレンズ（S+1.00 D，S+2.00 Dなど）を用いて篩い分けができるまで度数を上げていく 図4-24。

強い屈折異常がある場合

☆近視の場合　　☆遠視の場合

強い屈折異常がある場合は網膜より焦点（または焦線）が離れているため，S+0.50 Dでは違いがわかりにくい

図4-24　強い屈折異常がある場合に，篩い分けにS+0.50 Dより大きいレンズを用いる理由

・裸眼視力が0.1以下の場合は，被検者の見える位置に視標を提示し篩い分けを行う。

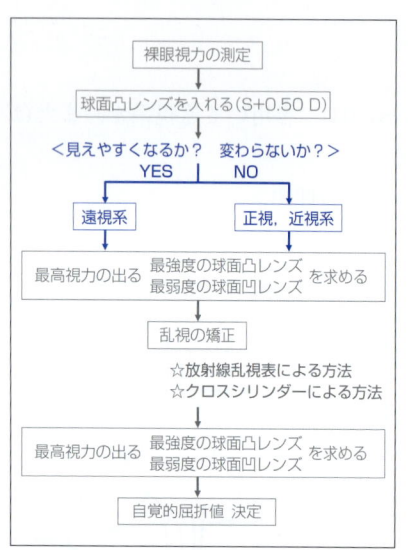

2) 遠視系か正視，近視系に篩い分けができれば，
　　遠視系→球面凸レンズ
　　近視系→球面凹レンズ
を加え，最高視力の出る最強度の球面凸レンズまたは最弱度の球面凹レンズを求める。

<最高視力の出る最強度の球面凸レンズまたは最弱度の球面凹レンズを求める理由>

調節の介入を防ぐため

☆遠視で最強度の球面凸レンズを選択しなかった場合

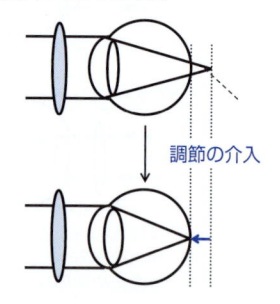

☆近視で最弱度の球面凹レンズを選択しなかった場合

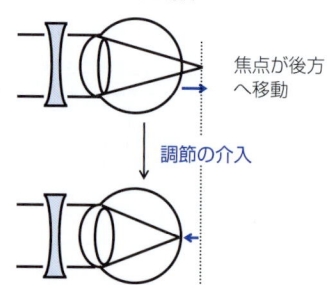

焦点が後方へ移動

↓調節の介入　　↓調節の介入

焦点が網膜の後方にあるため，調節が介入して正しい屈折値が得られない。

焦点が網膜の後方に移動し，調節が介入して正しい屈折値が得られない。

〈コツと注意点〉

・小数視力の各段階差は等間隔ではないため，視力値に応じて交換するレンズの度数を考慮する 表4-1。

表4-1 視力値によるレンズ交換の目安（矯正視力がよい場合）

視力値	交換するレンズ度数
0.1 以下	1.00 D 刻み
0.1～0.6	0.50 D 刻み
0.7 以上	0.25 D 刻み

・調節力のある近視の被検者は，焦点を網膜より後方に移動させるレンズを装用させた場合でも，調節力を働かせることにより焦点を網膜上に移動させることができ，自覚的に見えやすいと答えることがある。被検者の自覚的な応答とともに常に視力値を参考にし，最高視力の出る最弱度の球面凹レンズを決定する。

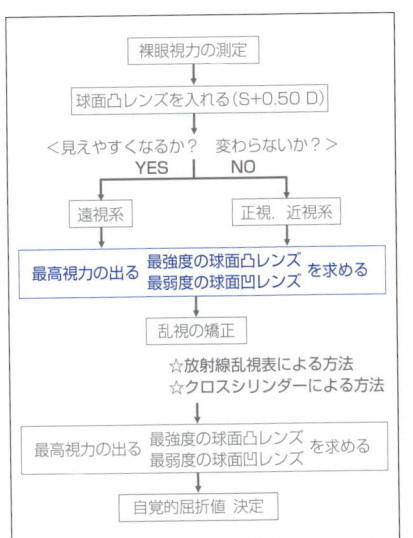

3) 最高視力の出る最強度の球面凸レンズ，または最弱度の球面凹レンズを決定する。

＜最高視力の出る最強度の球面凸レンズ，または最弱度の球面凹レンズを装用した時の眼の状態＞

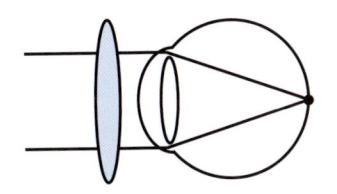

☆乱視がない場合　　　　　　　　☆乱視がある場合

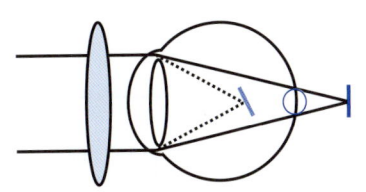

無調節状態で焦点が網膜上にある状態　　無調節状態で最小錯乱円が網膜上にある状態

例：遠視の場合

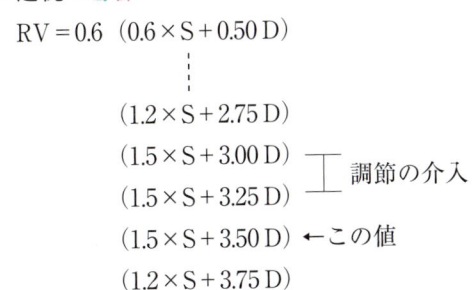

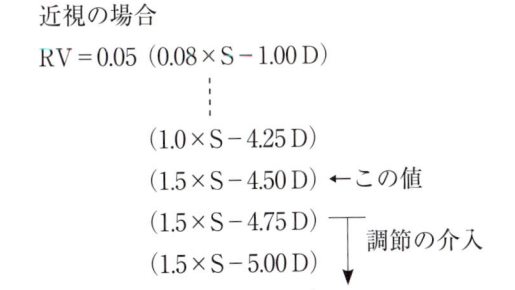

RV = 0.6　(0.6 × S + 0.50 D)
　　　　　　⋮
　　　　　(1.2 × S + 2.75 D)
　　　　　(1.5 × S + 3.00 D) ┐
　　　　　(1.5 × S + 3.25 D) ┘ 調節の介入
　　　　　(1.5 × S + 3.50 D) ←この値
　　　　　(1.2 × S + 3.75 D)

近視の場合

RV = 0.05　(0.08 × S − 1.00 D)
　　　　　　⋮
　　　　　(1.0 × S − 4.25 D)
　　　　　(1.5 × S − 4.50 D) ←この値
　　　　　(1.5 × S − 4.75 D) ┐
　　　　　(1.5 × S − 5.00 D) │ 調節の介入
　　　　　(1.5 × S − 5.25 D) ┘

注）近視で調節力のある被検者の場合は，球面凹レンズの度数を上げていっても視力値が低下しないことがある。この状態は焦点が網膜より後方に移動し調節力を働かせて見ていることが考えられるため，S − 4.50 D に決定する。

〈コツと注意点〉

・遠視で調節力がある場合は，低い度数から徐々に上げる方法を用いると調節の介入が関与する可能性があり，最高視力の出る最強度の球面凸レンズの選択が低矯正の度数になってしまう危険性がある。他覚的屈折検査のデータがない場合はどの程度の遠視があるのか判断ができないため，まず裸眼視力より視力値が低下するプラス側のレンズを挿入し（焦点を網膜前方に移動させた状態とする），裸眼視力より視力値が低下することを確認したうえで，プラスの度数を減らして最高視力の出る球面レンズの決定を行う方がよい。

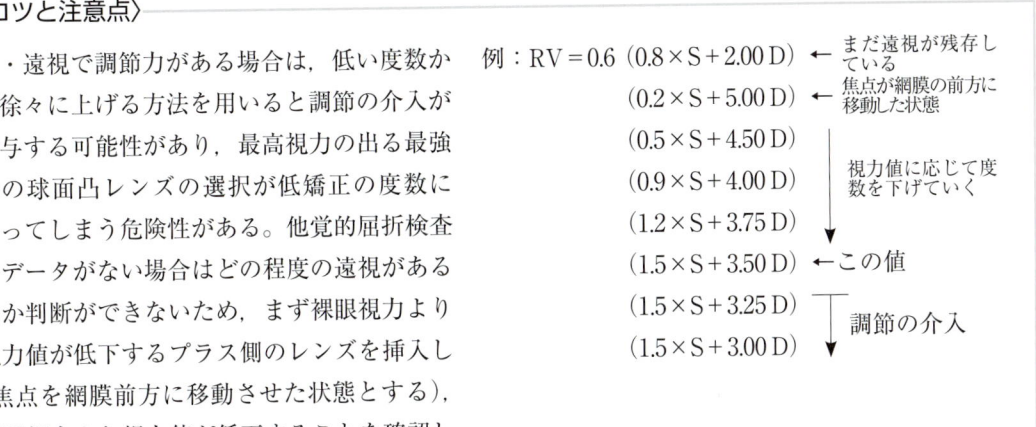

例：RV = 0.6　(0.8 × S + 2.00 D) ←まだ遠視が残存している
　　　　　　(0.2 × S + 5.00 D) ←焦点が網膜の前方に移動した状態
　　　　　　(0.5 × S + 4.50 D)　┐
　　　　　　(0.9 × S + 4.00 D)　│ 視力値に応じて度数を下げていく
　　　　　　(1.2 × S + 3.75 D)　┘
　　　　　　(1.5 × S + 3.50 D) ←この値
　　　　　　(1.5 × S + 3.25 D) ┐ 調節の介入
　　　　　　(1.5 × S + 3.00 D) ┘

3 乱視の検査

最高視力の出る球面レンズが求められたうえで，次に乱視の検査を行う。ここでは他覚的屈折検査のデータがない場合の乱視の矯正方法を，放射線乱視表を用いる方法とクロスシリンダーを用いる方法の2つについて説明する。

a. 放射線乱視表を用いた乱視の測定方法

放射線乱視表を用いた乱視の測定方法の流れをフローチャート 図4-25 に示す。

```
最高視力の出る　最強度の球面凸レンズ／最弱度の球面凹レンズ　を求める
          ↓
S+1.00 D の球面レンズを加入（仮雲霧）
          ↓
＜乱視表は均一か？＞
   YES         NO
   ↓           ↓
 乱視なし     乱視あり
              ↓
  濃い線と直交する方向に円柱凹レンズの軸を入れる
              ↓
  逆転する一段階手前のレンズを選ぶ
              ↓
  球面凸レンズを入れる（S+0.50 D）
              ↓
  ＜見えやすくなるか？＞
   YES         NO
              ↓
最高視力の出る　最強度の球面凸レンズ／最弱度の球面凹レンズ　を求める
              ↓
         自覚的屈折値　決定
```

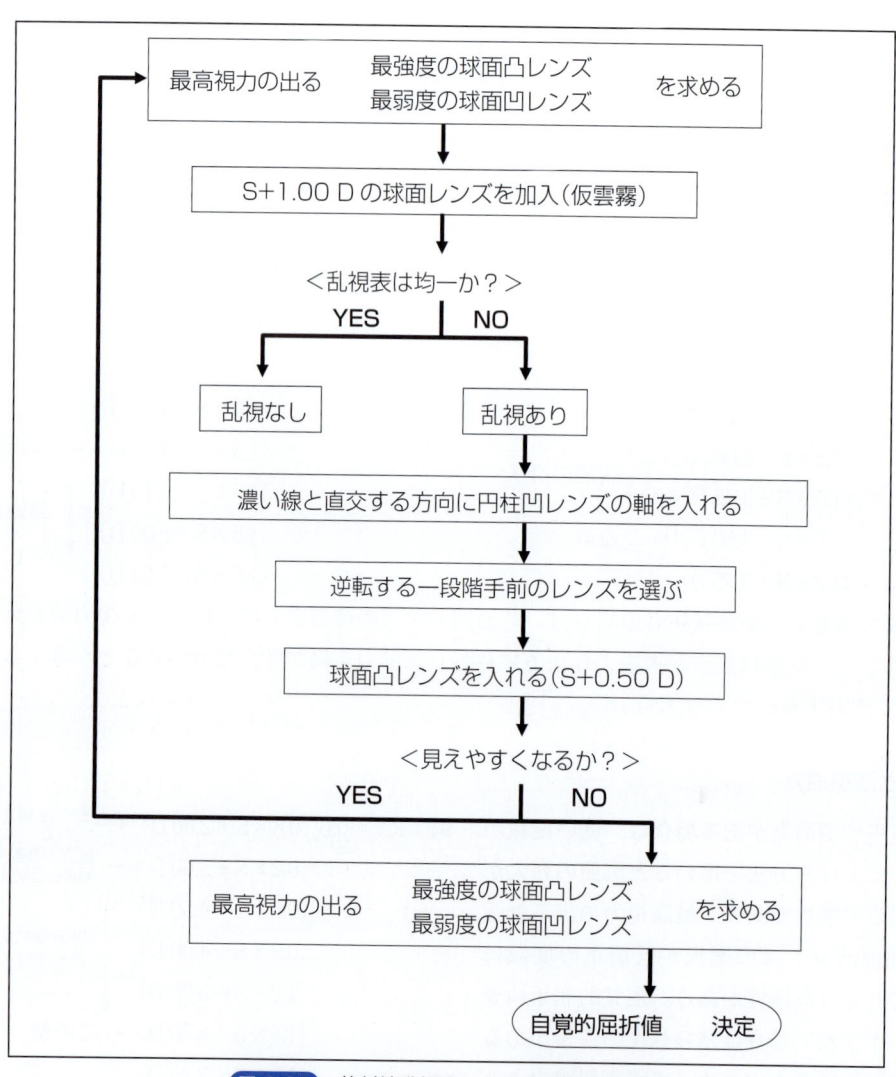

図4-25 放射線乱視表による乱視矯正の流れ

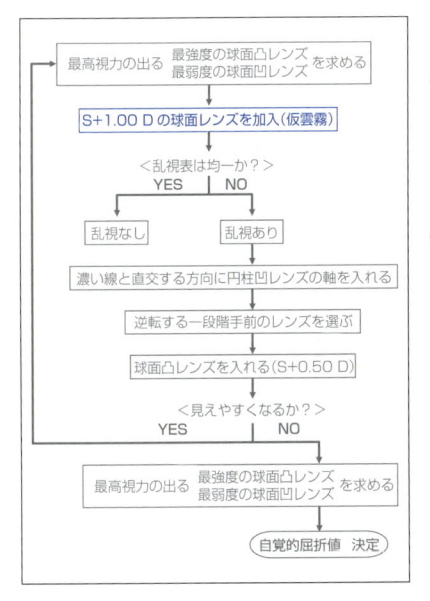

1) 最高視力の出る球面レンズよりS＋1.00Dプラス側のレンズを入れる（仮雲霧）。

<雲霧量の原則>

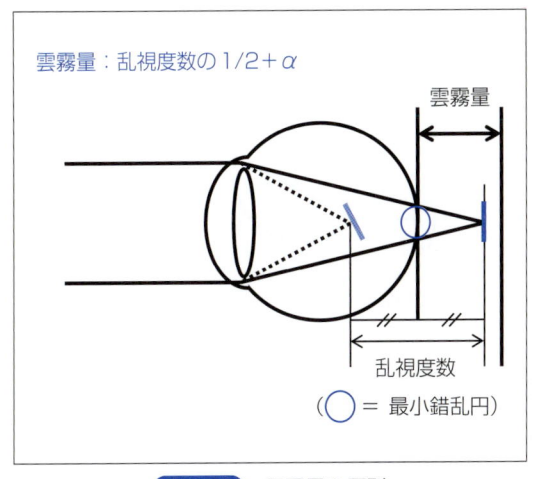

雲霧量の原則は，後焦線を網膜の前方へ移動させることである。他覚的屈折値のデータがある場合は，予想される乱視度数の1/2＋αの球面凸レンズを加入する 図4-26 。

例えば，S＋1.00Dの雲霧ではC－1.75Dまでの乱視が矯正可能である 図4-27 。C－2.00D以上の乱視がある場合は，乱視量に応じて雲霧量の調整を行わなくてはならない（p.56 4）参照）。

図4-26 雲霧量の原則

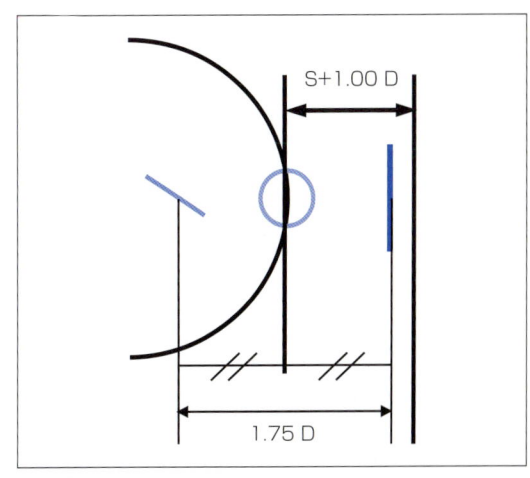

図4-27 S＋1.00Dの雲霧量で可能な乱視矯正量について
S＋1.00Dの雲霧により，理論上ではC－2.00Dまでの乱視矯正が可能である。C－2.00Dより大きい乱視がある場合は雲霧量を増やす必要がある。

〈コツと注意点〉

・他覚的屈折検査ができない場合は，手持ちの眼鏡度数などにて乱視度数を予測することも一助となる。

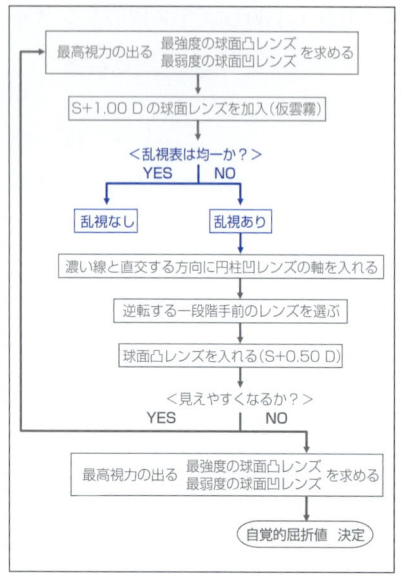

2) 乱視表を見せて，乱視表の縦，横，斜めの線がすべて均一に見えるかを聞く。

S＋1.00Dの仮雲霧にて均一に見える場合は『乱視なし』または『わずかな乱視あり』，均一に見えない場合は『乱視あり』と判定する。

S＋1.00Dの仮雲霧にて，乱視表が均一と答えた場合は，
①乱視がない
②乱視量が少ない場合，S＋1.00Dの雲霧では雲霧量が多いため，後焦線が網膜の前方に行き過ぎて濃淡の差を自覚できない

の2つが考えられ，雲霧量をS＋0.50Dに減らして再度乱視表を見せる。この状態で均一の答えが得られれば，乱視なしと判定する 図4-28 。

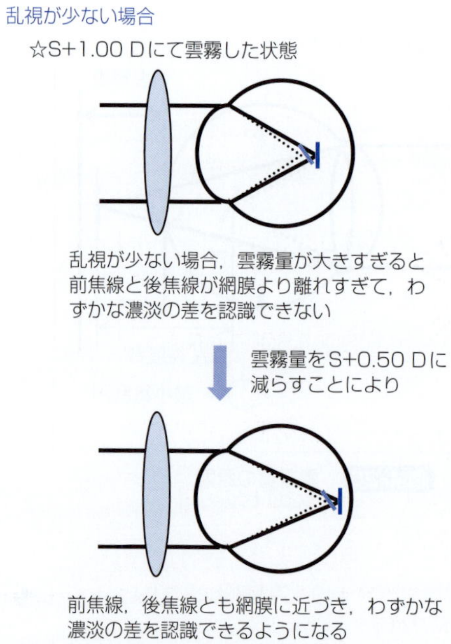

図4-28 S＋1.00Dの雲霧で乱視表が均一と答えた場合に雲霧量を減らす理由

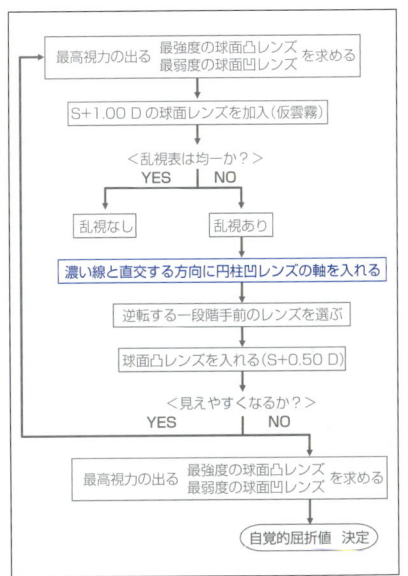

3) 乱視ありと判定した場合は乱視の矯正を行う。乱視の矯正は濃い線と直交する方向に円柱凹レンズの軸を入れる 図4-29 。

＜円柱凹レンズを用いる理由＞

円柱凹レンズで乱視矯正を行う場合，眼内では後焦線（弱主経線）は移動させずに，前焦線（強主経線）を後方へ移動させて焦点にする作業を行っている。雲霧をすることにより前焦線・後焦線ともに網膜の前方へ移動させ，円柱凹レンズを用いて矯正することにより調節の介入を防ぐことができる。

＜濃い線と直交する方向に円柱凹レンズの軸を入れる理由＞

強主経線が90°方向の直乱視では， 図4-30 のように強主経線方向(90°方向)が濃い線に，弱主経線方向(180°方向)が薄い線に見えている。つまり，薄い線の方向である弱主経線方向(180°方向)が円柱凹レンズの軸になる。そのため，強主経線方向(90°方向)に円柱凹レンズの度数を入れて前焦線を発散光線とし乱視矯正を行う。

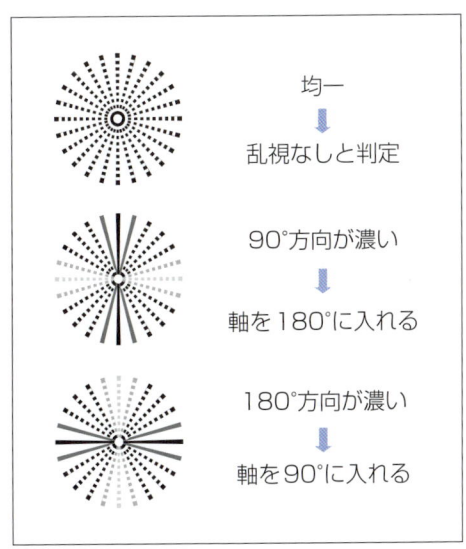

図4-29 乱視表の見え方と円柱凹レンズの軸の入れ方

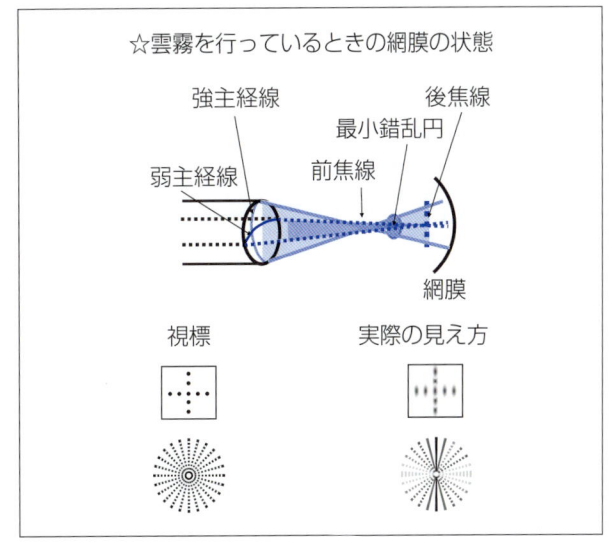

図4-30 濃い線と直交する方向に円柱凹レンズの軸を入れる理由
乱視には強主経線と弱主経線があり，強主経線は前焦線を，弱主経線は後焦線を形成する。雲霧を行った状態では，前焦線は後焦線に比べ網膜より離れているため，強主経線からの光は弱主経線からの光に比べ，網膜上ではよりピントが合っていない状態となる。このため強主経線方向のだぶりが大きくなり，点線でできた乱視表の点どうしがつながり，濃い線に見えている。

〈コツと注意点〉

・放射線乱視表を用いた乱視の検出には，実線でできた乱視表より点線でできた乱視表を用いる方が，点線と実線というように見え方が異なるため，より乱視の検出がしやすくなる。濃淡の差を聞くときに，「濃い線と薄い線」の表現以外に「実線（濃く見えている線）と点線（薄く見えている線）」，「つながって見える線（濃く見えている線）」など表現を変えて聞くことにより，より被検者の返答が得られやすくなる。

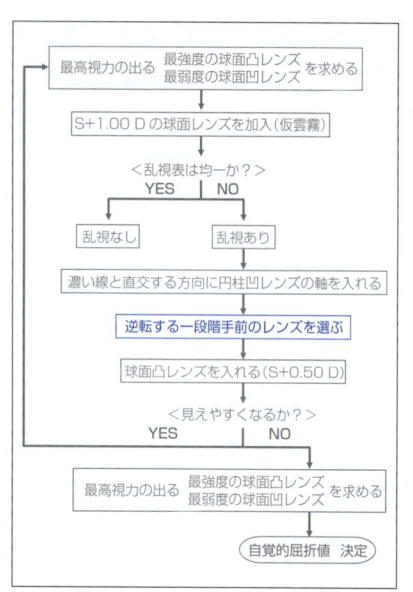

4）濃い線と直交する方向に円柱凹レンズの軸を入れて，徐々に度数を上げていき，乱視表の濃い線と薄い線が逆転する一段階手前のレンズを求める。

＜予想する乱視度数を上回る場合の雲霧量の調整方法＞

例）S＋1.00 D の仮雲霧にて C－2.00 D 以上の乱視がある場合の雲霧量の調整方法

乱視矯正を行っていき C－1.75 D まで乱視矯正を行っても逆転しない場合は，雲霧量を増やして C－2.00 D 以上の乱視の矯正を行う。雲霧量と可能な乱視矯正量の関係を 表4-2 に示す。

表4-2 雲霧量と矯正可能な乱視量

雲霧量	矯正可能な乱視量
S＋1.00 D	C－1.75 D
S＋1.50 D	C－2.75 D
S＋2.00 D	C－3.75 D
S＋2.50 D	C－4.75 D
S＋3.00 D	C－5.75 D

＜乱視軸の微調整の方法＞

乱視矯正中に，濃い線と薄い線の方向が変わった場合は乱視軸の調整が必要となる。その場合は，濃い線が移動した方向と同じ方向に乱視軸を5°から10°移動させる 図4-31。

再度乱視表を見せ，「乱視表の濃い線と乱視軸が直交する」，「乱視表が均一」，または「乱視表の濃い線と乱視軸が同方向になる（乱視が逆転する）」という返答が得られるまで乱視軸の微調整を行う。

乱視軸の微調整が終われば乱視度数を調整し，逆転する一段階手前の度数を求める。

軸の微調整の目安

　C－1.75 D 以下　　10°移動
　C－2.00 D 以上　　 5°移動

90°方向が濃いとの返答が得られたため，180°に円柱凹レンズの軸を入れて矯正

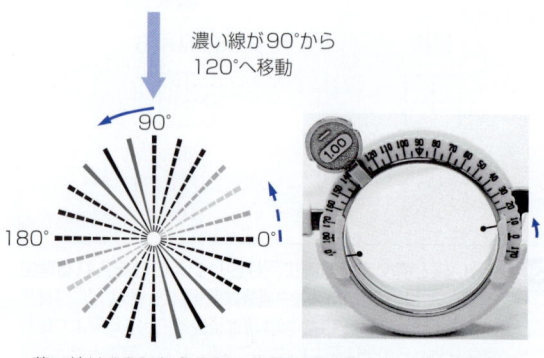

濃い線が90°から120°へ移動

薄い線は180°から30°へ移動しているので，薄い線の移動方向と同じ方向へ乱視軸を5～10°移動させて軸の微調整を行う（この場合は180°から10°へ移動）

図4-31　乱視軸の微調整の方法

〈コツと注意点〉

・濃い線の方向が変わったときに，移動した濃い線と直交する角度まで軸を大きく移動させてしまわないように注意する。乱視軸の角度は，最初に入れた軸の角度より大きく異ならないことを常に頭におきながら軸の微調整を行う。

3. 自覚的屈折検査

<雲霧量を増やさないといけない理由> 図4-32

例) C−3.00 D の乱視がある場合

a. 誤った矯正方法

最高視力の出る球面レンズ決定時の状態

→ S+1.00 D の雲霧にて →

→ C−2.00 D の乱視矯正時 →

雲霧を増やさずにC−2.00 Dまで矯正を行うと、最小錯乱円が網膜上に乗り、網膜から前焦線までの距離と後焦線までの距離が等しくなるため、乱視表の濃淡の差がなくなる

→ C−2.25 D の乱視矯正時 →

最小錯乱円が網膜の後ろに移動し、調節の介入が起こる

↓

正しい乱視矯正が不可能となる

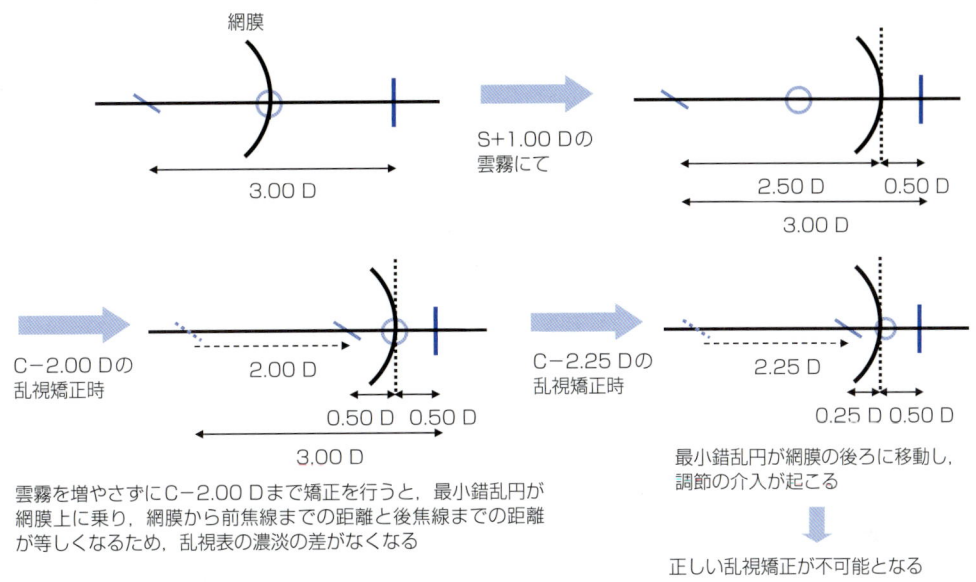

b. 正しい矯正方法

最高視力の出る球面レンズ決定時の状態

→ S+1.00 D の雲霧にて →

→ C−1.75 D の乱視矯正時 →

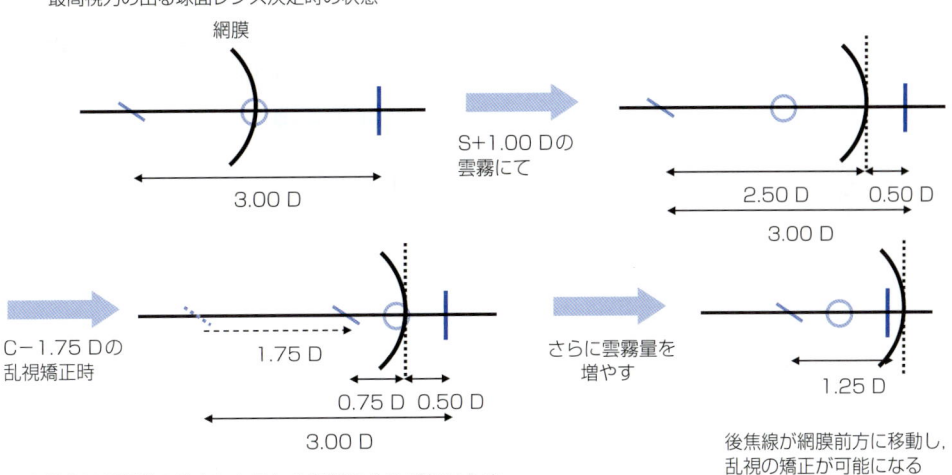

最小錯乱円が網膜の前方にあるため調節の介入が起こらず、網膜から後焦線までの距離より前焦線までの距離が遠いため、乱視表による乱視の矯正が可能である

→ さらに雲霧量を増やす →

後焦線が網膜前方に移動し、乱視の矯正が可能になる

図4-32 C−2.00 D 以上の乱視がある場合の正しい矯正方法

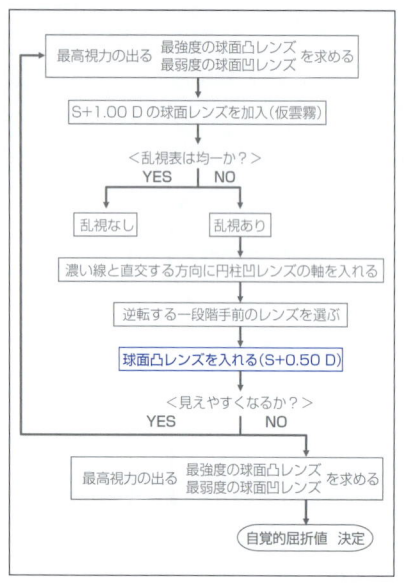

5）乱視の矯正終了後，S＋0.50 Dのレンズを眼前に置き，見えやすくなるか見えにくくなるかを聞く。見えやすくなる場合は後焦線の位置が網膜後方にあったためであり，調節の介入などにより正しい乱視矯正が行えていない。この場合は最高視力の出る球面レンズの検出へ戻る。見えにくくなる場合は後焦線の位置が網膜前方にあったためであり，正しい乱視矯正が行えていたこととなり乱視矯正終了となる。

＜最高視力の出る球面レンズの検出へ戻る理由＞

　乱視矯正が網膜前方で行えなかった原因として
　①最高視力の出る最強度の球面凸レンズまたは最弱度の球面凹レンズが検出できていなかった
　②雲霧量が不足していた

の2つが考えられる。乱視矯正終了後，S＋0.50 Dのレンズにて見えやすくなる場合は，最高視力の出る球面レンズの検出に戻る。

〈コツと注意点〉

・S＋0.50 Dのレンズを用いて確認を行う場合は，大きな視標を用いるより被検者の見える最も小さい視標を見せて行うと，見えやすくなるか見えにくくなるかの判断が行いやすい。

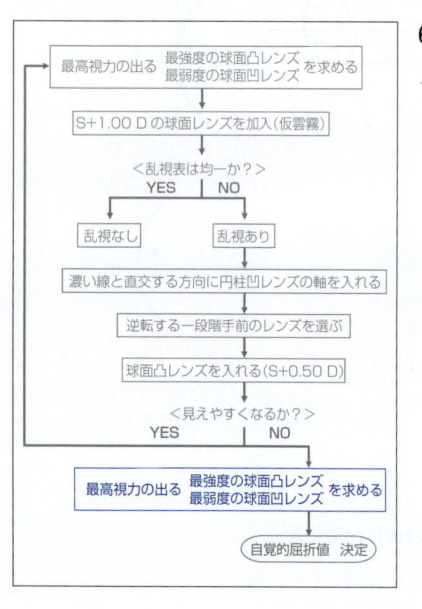

6）乱視矯正が終了すれば，最高視力の出る最強度の球面凸レンズ，または最弱度の球面凹レンズを求めて自覚的屈折値とする。

b. クロスシリンダーを用いた乱視の測定方法

クロスシリンダーを用いた乱視の測定方法の流れを 図4-33 に示す。クロスシリンダーを用いた乱視矯正に使用する図形には 図4-34 のような点群視標がある。クロスシリンダーを用いた乱視矯正の原理は，最小錯乱円の大きさの比較により乱視を矯正していくものである。このため，常に最小錯乱円が網膜上に位置する状態（最高視力の出る最もプラス側の球面レンズ装用時）で検査を行うことが基本となる 図4-35 。

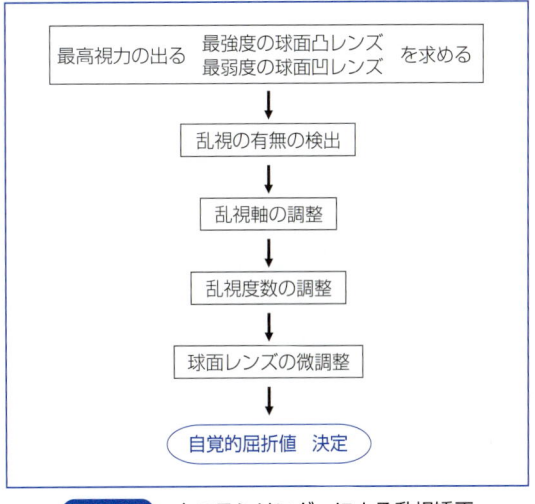

図4-33 クロスシリンダーによる乱視矯正

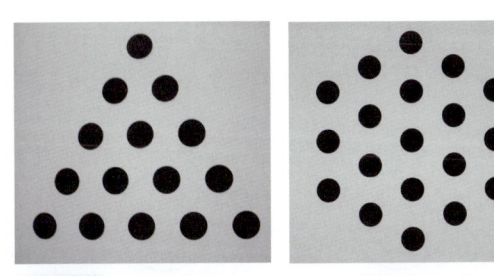

図4-34 クロスシリンダーによる乱視矯正時に用いる視標

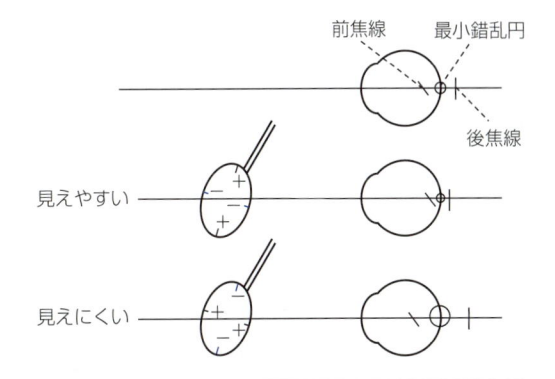

図4-35 クロスシリンダーによる乱視矯正の原理

〈コツと注意点〉

・クロスシリンダーを用いた乱視矯正では，二者択一法によって矯正を行っていく。そのため被検者は見え方に差がない場合でも，どちらかを選択しなければならないと思ってしまうことがある。二者ともに見え方に差がない場合もあることをあらかじめ説明しておく。

1) 乱視の有無の検出

　水平垂直方向（180°↔90°）と斜め方向（45°↔135°）の2方向で，クロスシリンダーを回転させて見え方を比較する。水平垂直方向と斜め方向の両方で見え方に差がない場合は『乱視なし』と判定し，最高視力の出る球面レンズが自覚的屈折値となる。どちらか一方または両方で見え方に差がある場合は『乱視あり』と判定し，乱視軸の調整へ進む（図4-36）。

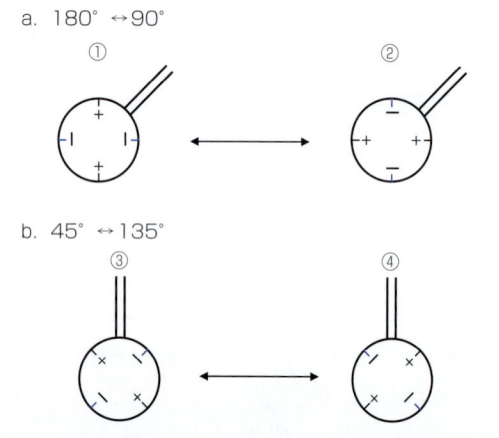

a. 180°↔90°

b. 45°↔135°

①と②の見え方，③と④の見え方ともに差がない場合
　　　　　　　→ 乱視なし
①と②の見え方または③と④の見え方に差がある場合
　　　　　　　→ 乱視あり⇒ 2）乱視軸の調整へ

図4-36 乱視の検出方法

2) 乱視軸の調整

　①1）にて見え方に差がある場合は，1）で見えやすいと答えた方向にC－0.50 Dの円柱凹レンズの軸を合わせてレンズホルダーに挿入する。このとき，網膜上に最小錯乱円がくるように球面レンズを0.25 Dプラス側のレンズに換える（乱視度数を変更する場合は，増減する乱視度数の1/2の反対符号の球面レンズを加える）。

　例1）水平垂直方向：「90°方向より180°方向が見えやすい」と答えて，斜め方向：「見え方に差がない」と答えた場合
　　　　　↓
　　　初めに設定する軸：180°

　例2）水平垂直方向：「90°方向より180°方向が見えやすい」と答えて，かつ斜め方向：「45°方向より135°方向が見えやすい」と答えた場合
　　　　　↓
　　　初めに設定する軸：150°～160°

（水平垂直方向と斜め方向の両方で見え方に差があると答えた場合，2方向の間に仮の円柱凹レンズの軸を設定する。）

　②挿入した円柱レンズの軸をはさむようにクロスシリンダーの軸を置き，クロスシリンダーを回転させて見え方を比較する。見え方に差がない場合は，その軸の角度にて乱視軸決定となる。見え方に差がある場合は，軸の角度の調整を行う（図4-37）。

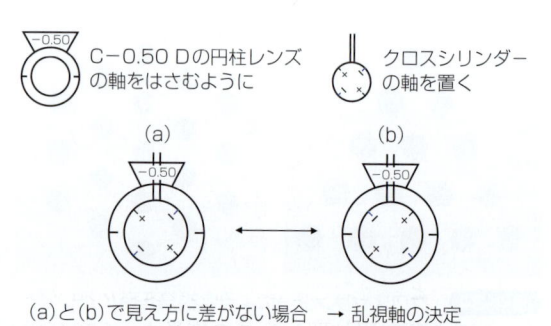

C－0.50 Dの円柱レンズの軸をはさむように　　クロスシリンダーの軸を置く

(a)　　(b)

(a)と(b)で見え方に差がない場合 → 乱視軸の決定
　　　　　　　　　　　　　　　　　3）乱視度数の調整へ

(a)と(b)で見え方に差がある場合
　　　　　　→ 軸方向が正しくないため3)-③微調整へ

図4-37 乱視軸の調整方法

　③②で見え方に差がある場合は，見えやすいと答えた状態のクロスシリンダーのマイナス軸の方向へ円柱凹レンズの軸を5°～10°移動させる（図4-38）。

例）(a)が見えやすい場合

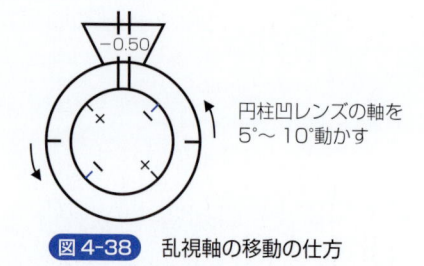

円柱凹レンズの軸を5°～10°動かす

図4-38 乱視軸の移動の仕方

　④②と③を見え方に差がなくなるまで繰り返す。差がなくなった状態にて乱視軸の決定となる。

3）乱視度数の調整

①2）で決定した円柱凹レンズの軸の方向にクロスシリンダーの軸を置き，クロスシリンダーを回転させて見え方を比較する。見え方に差がない場合は，その乱視度数にて乱視度数決定となる。見え方に差がある場合は，乱視度数が正しくないため，乱視度数の矯正を行う 図4-39 。

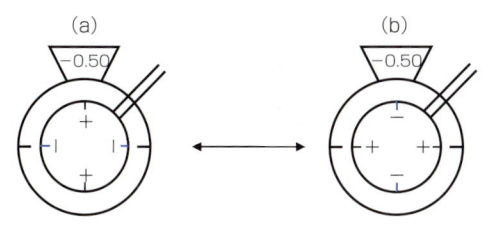

(a)と(b)で見え方に差がない場合 → 乱視度数の決定
　　　　　　　　　　　　　　　　4）球面レンズの微調整へ
(a)と(b)で見え方に差がある場合
　　→ 乱視度数が正しくないため3）乱視度数の調整-②へ

図4-39　乱視度数の調整方法

②円柱凹レンズの軸方向にクロスシリンダーのマイナス軸を合わせて置いた場合（図4-39-a）が見えやすいと答えたときは，乱視の度数が足りない状態であり，円柱凹レンズの度数を－0.50 D増やし，球面レンズを0.25 Dプラス側のレンズに換える。

円柱凹レンズの軸方向にクロスシリンダーのプラス軸を合わせて置いた場合（図4-39-b）が見えやすいと答えたときは，乱視の度数を入れ過ぎている状態であり，円柱凹レンズの度数を－0.25 D減らし，球面レンズを0.25 Dマイナス側のレンズに換える。

＜円柱凹レンズの度数を－0.25 D減らした場合，球面レンズを0.25 Dマイナス側のレンズに換える理由＞

最小錯乱円を網膜上にもってくるためには，理論的には，球面レンズは減らした円柱凹レンズ0.25 Dの半分である0.125 Dマイナス側の度数を入れることになる。しかし，球面レンズの刻みが0.25 D単位であるため，最小錯乱円を網膜上に乗せるためには，最小錯乱円が網膜の後方に移動するレンズである0.25 Dマイナス側のレンズを選択する。

③①と②を見え方に差がなくなるまで繰り返す。差がなくなった状態にて乱視度数の決定となる。

4）球面レンズの微調整

乱視軸，乱視度数ともに矯正できれば，最後に球面レンズの微調整を行い最高視力の出る最強度の球面凸レンズまたは最弱度の球面凹レンズを求めて，自覚的屈折値とする。

クロスシリンダーを用いた乱視矯正が終了した時点では，理論的には焦点が網膜上にある状態である。しかし，球面レンズ度数が変わる場合（S＋0.50 D以上またはS－0.25 D以上）は，最小錯乱円が網膜上になかったことになる。この場合は球面レンズの調整を行い，網膜上に最小錯乱円を移動させた状態で再度乱視軸の調整へ戻る。

＜オートレフラクト・ケラトメータが測定不能な場合＞

角膜疾患や水晶体疾患によって不正乱視が疑われる場合には，オートレフラクト・ケラトメータが測定できないことや，値のばらつきが大きく信頼性が低くなっていることが多い。このときの対応方法を以下に記す。

☆強度乱視の矯正方法

矯正時には 図4-40 に示す方法を用いるとよい。

①球面レンズの調整

不正乱視がない場合と異なる点は，

・角膜疾患などでは大きい屈折異常がある場合が多く裸眼視力も悪いため，遠視系，正視，近視系の篩い分けにはかなり強いレンズを用いないと違いがわからないことがある

・強い不正乱視がある場合，球面レンズのみの矯正では視力向上が得られにくく，網膜上に最小錯乱円がくる球面レンズの選択が非常に困難となる

などがある。

オートレフラクト・ケラトメータ測定時のモニターの角膜反射像やPKSのマイヤー像の大きさと歪みを観察し，

図4-40 不正乱視の矯正の流れ

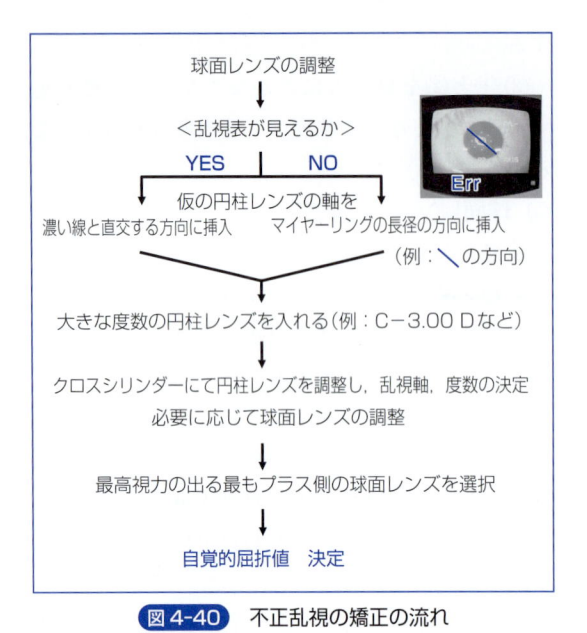

これらの像が小さい場合→強度近視
これらの像が楕円形の場合→短径の方向が強主経線方向

など大まかな屈折異常を予想する。

最初の球面レンズの調整では，S＋1.00 DやS＋2.00 Dにて見え方に違いがない場合でも，強い屈折異常を想定し，さらに大きい度数へと増やし，最高視力の出る最強度の球面凸レンズまたは最弱度の球面凹レンズを決定する。

②乱視の矯正
不正乱視がない場合と異なる点は，
・乱視の強主経線と弱主経線が直交しないことがある
・球面レンズのみを矯正した状態では，乱視表やクロスシリンダーを用いた乱視矯正が困難なことがある

などがある。

最高視力の出る球面レンズから雲霧をして放射線乱視表を見せ，放射線乱視表の濃い線がわかれば濃い線と直交する方向に，放射線乱視表の濃い線がわからなければマイヤー像を参考に楕円になっているリングの長径の方向に仮の円柱凹レンズの軸を挿入する。このとき，オートレフラクト・ケラトメータやPKSのマイヤー像に歪みがあれば，かなり大きい乱視が存在することが予想されるため，仮の円柱レンズには，C－3.00 Dなど大きい度数のレンズを選択する。マイヤー像の歪みなどよりさらに大きい乱視が想定される場合は，C－1.00 Dなどの円柱凹レンズを挿入している仮の円柱レンズに軸を合わせて重ねて，重ねる前後の見え方の違いを聞き，見え方が改善されるのであればそのレンズを挿入するという方法を用いて，大まかに度数の調整を行う。仮の円柱凹レンズを挿入した状態で球面レンズの調整を行い，5 m先の視標が見えれば見える視標を見せながら，5 m先の視標が見えなければ見える位置に視標を提示しクロスシリンダーにて乱視の軸と度数を調整していく。最初の球面レンズの調整時には網膜上に最小錯乱円がくる球面レンズの選択が非常に困難な場合が多いため，乱視の調整を行いながら同時に球面レンズの調整を行い乱視の軸と度数を決定する。乱視の軸と度数が決定できれば，最後に球面レンズの微調整を行い最高視力の出る最もプラス側の球面レンズを選択して自覚的屈折値とする。

● 参考文献 ●
1) 菅原美雪，粟屋忍，大石文恵，他：幼児視力の読み分け困難からみた弱視の感受性期間の検討．眼紀 35：1257-1262，1984．

（大牟禮和代）

4 不正乱視の屈折状態と測定方法

視力表を用いて，自覚的屈折検査をしても，視力が出ないときがある。また，コントラスト感度測定をすると低いときがある。網膜に異常がないときは，その要因としては眼球光学系の不正乱視，白内障，多焦点IOLがあげられる。それは眼鏡で矯正できない種類の収差と混濁である。他覚的には，波面センサ（Ⅷ章-2参照）による眼球光学系の収差解析[1]，PSF（Point Spread Function）センサ[2]によりPSF測定を行い，これらの装置から求まるPSFと視標を用いたシミュレーションにより，どのように視標が見えているかを調べてみることで推測することができる。

不正乱視の要因となる収差には，コマ収差，球面収差，トレフォイル（3方向の屈折変化がある高次収差。詳細は後述）がある。コマ収差は，主に角膜の変形，水晶体の屈折異常，または，IOL挿入時の傾斜，ディセンター（偏心）による。また，球面収差はLASIK術そのもの，トレフォイルは加齢により水晶体の形や屈折率分布が変化して出てくる。ときにはIOLの変形によることがある。ここでは，それらの収差が出てくる光学的・構造的な要因と，どのくらいの収差の量があると網膜上の光学像のコントラストがどのように悪くなるのかを示す。コントラストが少しでも悪くなると，小数視力1.0（logMARで0.0）付近では見にくくなることが予想される。そのとき瞳孔の大きさが大きく影響していることも示す。

a. ザイデルの5収差[3]

従来，光学系の収差といえばザイデルの5収差であった。現在，波面センサが出てきて，収差の表現がゼルニケの表現となった[4,5]（Ⅵ章-1参照）。ここではザイデルの5収差を，それらが起きる光学的・構造的原因，瞳孔径による像の変化とともに説明する。

①理想レンズ

図4-41 に平行光を一点に収束させる理想レンズを示す。入射してくる平行光に対して，第1面は非球面になっていて，光はスネルの法則に従って屈折し，球面である第2面に垂直に入射し，第2面では方向を変えないで，その球面の中心へ向かう。光線に垂直な面をつなぎ合わせると波面となるが，この波面は球面である。まさに理想的なレンズである。

このレンズによるランドルト環の視標の像を図4-42 に示す。ここでは，視標を置く位置を無限遠から1mまで0.25Dごとに置いた像であり，瞳孔径を6, 3mmと変化させたものである。この像のなかで一番コントラストの高いのは6mm瞳孔の無限遠の像である。

②球面収差

5収差の一つである球面収差を説明する。図4-43 は，両面が球面のレンズに平行光が入射

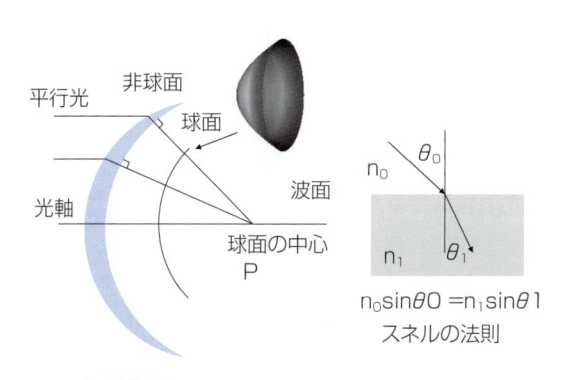

図4-41 理想レンズの結像とスネルの法則
平行光を一点に収束させる。

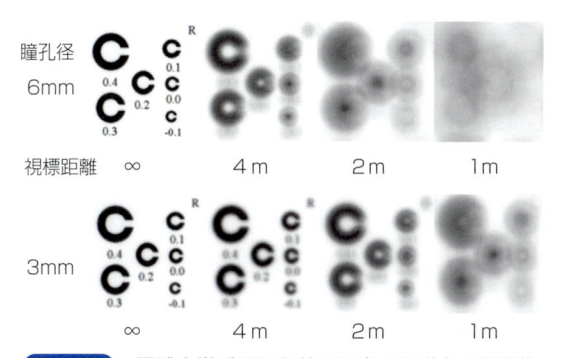

$n_0 \sin\theta_0 = n_1 \sin\theta_1$
スネルの法則

図4-42 眼球光学系が無収差の場合の網膜上の光学像
瞳孔径が3, 6mmで，ランドルト環視標の位置を無限遠から1mまで0.25Dごとに設置した場合。

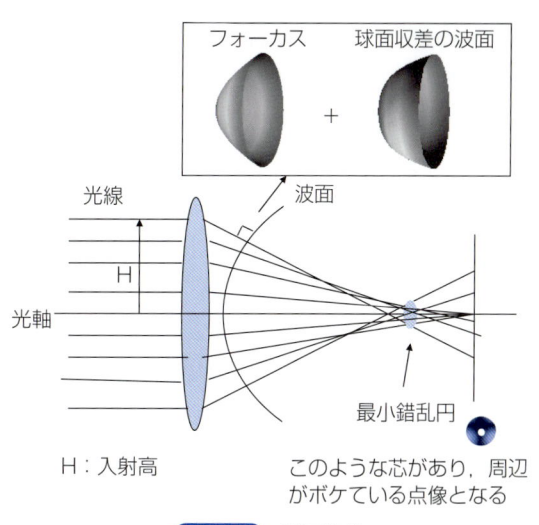

図4-43 球面収差
正の球面収差の場合を示す。レンズの周辺に行くに従って，光軸との交点がレンズに近づく。球面収差の波面は半径の4乗に比例するので，急峻な変化を示している。

H：入射高

このような芯があり，周辺がボケている点像となる

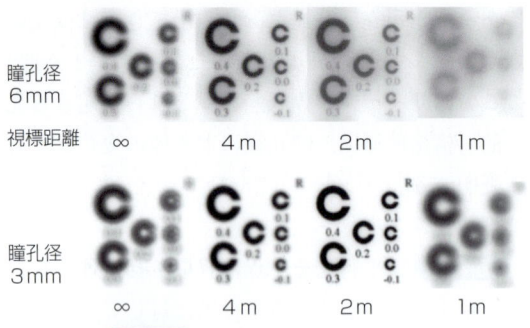

図 4-44 球面収差のある場合の像

球面収差 0.2 μm（6 mm 瞳孔）の場合で，6 mm 瞳孔と 3 mm 瞳孔の網膜上の光学像を示す。6 mm 瞳孔では，コントラストの低下がみられ，3 mm にするとコントラストが向上するのがわかる。

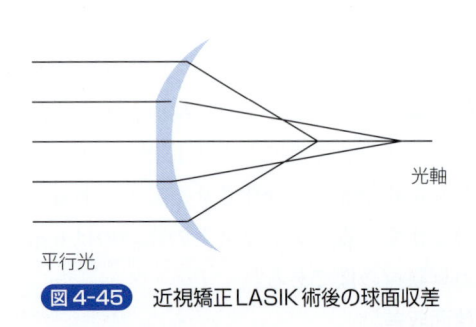

図 4-45 近視矯正 LASIK 術後の球面収差

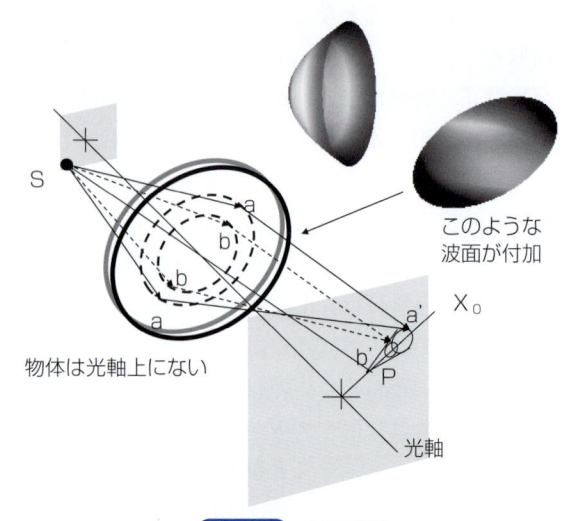

図 4-46 コマ収差

光軸から外れた光源からの光が，像面で彗星（コマ）のような像を作る。

したときの屈折の様子を示している。入射する光の位置がレンズの中心から離れるに従って，光軸と交わる位置がレンズに近くなっている。これはレンズの周辺のパワーが高いと考えることもできる。そのため光は一点に集まることはないが，それでも一番小さくなるところがあり，その位置を最小錯乱円とよぶ。その例を 図4-44 に示す。ここでは，球面収差が 0.2 μm（6 mm 瞳孔）で 6 mm 瞳孔，3 mm 瞳孔のときの網膜上の光学像を示す。6 mm 瞳孔では解像しているが，コントラストの低い像ができているのがわかる。

さて，平均的な角膜の球面収差は 0.27 μm であるという報告がある[4]。また，若い人はこの収差を水晶体が補正しているが，加齢によりその作用もなくなる。しかし，加齢に伴い瞳孔が小さくなる。これは，これらの像をみると理にかなっていると思われる。球面収差が問題となるのは LASIK 術後である。 図4-45 に示すように，角膜中心をフラット化するため，角膜にパワー分布が追加されることによって，球面収差が増大することになる。瞳孔の大きな人はこのことによって見づらくなると思われる。

③コマ収差

この収差は，レンズの軸はずれの位置に置かれた光源 S からの光が像を結ぶときに， 図4-46 に示すように，彗星（コマ）のような像を結ぶところからきている。レンズの中心を通過した光が像を作る位置から，レンズの周辺を通過した光が，徐々に外側に位置ずれを起こして像を作るためである。このことからわかるように，絞りをレンズの前において通過する光を制限すると，コマの広がりが小さくなることがわかる。これはピンホール効果である。また，コマには方向があるので，ランドルト環の視標の見え方も方向によっては見えたり，別の方向では見えなかったりすることが起きる。

それでは，その像を見てみよう。 図4-47 に 6 mm 瞳孔の縦と横のランドルト環の光学像を示す。この波面のボケ像は中心から下になるほど広がる像であるため，光学像もそのようにぼけている。一番良いコントラストの場合でも，縦に切れ目のある方はぼけていてわからないが，横方向に

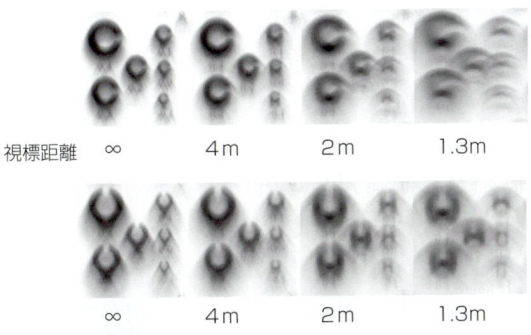

図 4-47 コマ収差のある場合の光学像

収差量 Z_3^{-1}（0.3 μm〔6 mm瞳孔〕）で，6 mm瞳孔のときの距離による像の違い。ランドルト環の切れ目の方向によって，コントラストの低下の違いがある。

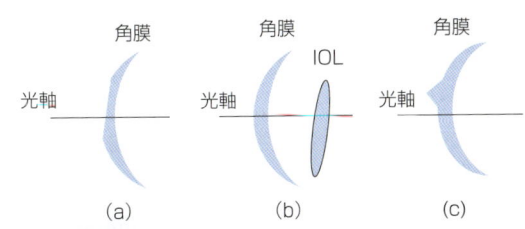

図 4-48 コマ収差，非点収差が起きる原因

(a) LASIK時のディセンターと傾斜，(b) IOLのディセンターと傾斜，(c) 円錐角膜。光軸に対して傾くような場合は，コマ収差，非点収差が発生する。

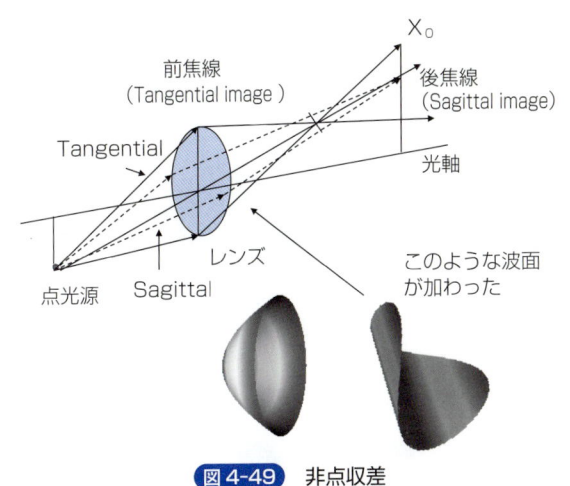

図 4-49 非点収差

光軸から外れた光源からの光が2つの焦線を作る。一方向に曲がった波面が加わった。

切れ目がある像はきれいに解像して見えると思われる。

ある方向の切れ目が見えたり，見えなかったりするときは，このコマ収差を疑ってみる必要があ

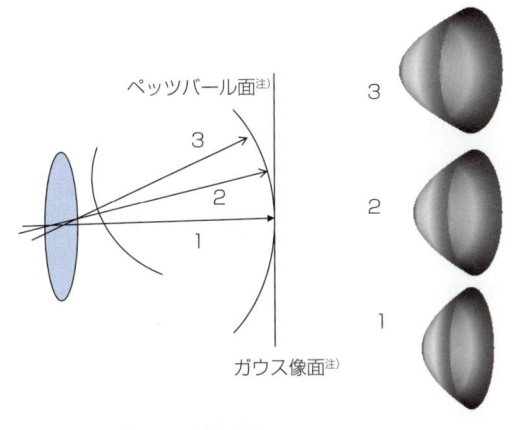

図 4-50 像面湾曲

入射する光の方向によってデフォーカス量が変わることにより，像面がお碗のように曲がる。

ると思われる。コマ収差の起きる原因は 図4-48 に示すように，LASIK時の角膜を削る場所のずれ，また眼内レンズのディセンターと傾斜，円錐角膜の場合などである。

④非点収差

非点収差は眼鏡によって補正できる収差である。これは，一枚レンズの場合にはコマ収差と同様に軸はずれの位置の光源から出た光が，方向によって結像する場所が異なるためである。 図4-49 にもあるように，波面で考えると一方向だけに曲がった波面が追加されたことになる。その方向が早く焦点を結ぶことになる。これは屈折値のSCA（S：球面度数，C：円柱度数，A：円柱軸）のCにあたるもので，シリンダーレンズを追加すれば打ち消してなくなる。非点収差は図4-49に示した以外にも，以前は白内障手術時の角膜切開によって発生したが，現在はその切開部の大きさが小さいため問題にはならないようである。

⑤像面湾曲

これは，図4-50 に示すように，レンズに斜めに入射する光の結像位置が平行な像平面からずれていく収差である。この収差は，斜めの光に対してのパワーが異なることである。この収差が視力検査で問題となることはないと思われる。

⑥歪曲

これは，図4-51 に示すように，レンズに斜め

に入射する光の結像位置が像平面上でずれていく収差である。この収差は，斜めの光に対してのプリズム成分が異なることにある。像面湾曲と同様に，この収差が視力検査で問題となることはないと思われる。

b. 眼の収差（含：高次収差）

初めに述べたように，ザイデルの収差以外にも，眼の収差としてはトレフォイルがある。また，特別な場合としては多焦点IOLによって起こるものがある。ここでは，これらの収差がどのくらいの収差量があると，どのような見え方になるのかをシミュレーションにより示す。

①トレフォイル

水晶体において，3方向から変形することによって，あるいは3方向の屈折率が高くなるか，両方が起きるかによって 図4-52 に示す波面が現れる。これは加齢によるものが多い。また，IOL眼でも現れることがある。6 mm瞳孔での網膜上の光学像を図4-52下部に示す。かなりのコントラスト低下があり，視力が低下するのが予想される。フォーカス位置をはずすと3重視になるのがわかる。この収差にもピンホール効果がある。この収差は加齢によるものが多いので，白内障の初期の場合はピンホールを用いて検査することもできると思われるが，中心に混濁のある場合，ピンホールを用いることでも視力が向上しない，あるいはかえって低下することもあると思われる。

②多焦点IOL[8]

多焦点IOLには，レンズの各部分を中心から離れるに従って近用と遠用に分けてあるもの（屈折型）と，レンズ前面にわたって近用と遠用が同じ場所にあるもの（回折型）がある。多焦点IOL挿入眼の場合，現在の波面センサでは収差を求めることは難しく，改良が望まれる。これは，2つのデフォーカスの波面を別々に捉えることが難しいためである。PSFセンサでは問題ないと思われるが，測定例が少なく，今後の展開が望まれる。

図4-53 に中心が遠用で，加入度3DのIOLを示す。また，シミュレーションで求める場合の各部の寸法も示す。 図4-54 には，瞳孔を6 mmから2 mmに変化させた場合の遠用の光学像を示す。上部は収差がない場合で，無限遠の像であり，下部は球面収差が0.2 μm（6 mm瞳孔）ある場合で，最良のコントラスト位置での像である。球面収差があると，ない場合よりもコントラストが劣化しているのがわかる。また，図4-42や図4-45と比較すると，多焦点にすることでコントラストが劣化しているのがわかる。2 mm瞳孔の場合，遠用部のみの使用となり，コントラストの高

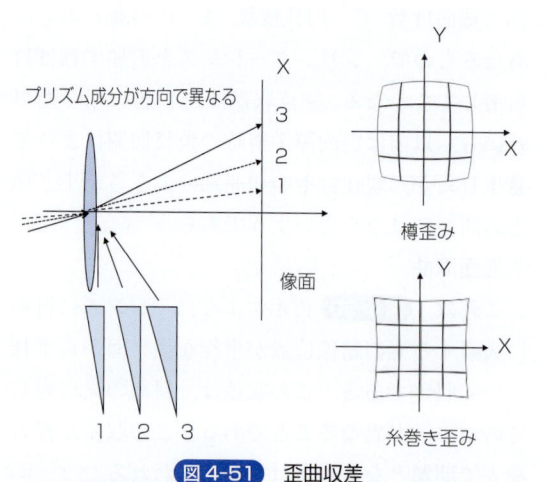

図4-51 歪曲収差
入射する光の方向によってプリズム量が変わることにより，像面での結増位置がずれる。外側にずれると樽型になり，その逆では糸巻き型になる。

図4-52 トレフォイルの波面と光学像
3つの方向で波面が進み，3つの方向で波面が遅れている。0.3 μm（6 mm瞳孔）の収差量で6 mm瞳孔の場合，フォーカス位置ではコントラスト低下が起き，フォーカスがずれた位置では3重視になる。

3. 自覚的屈折検査 ● 67

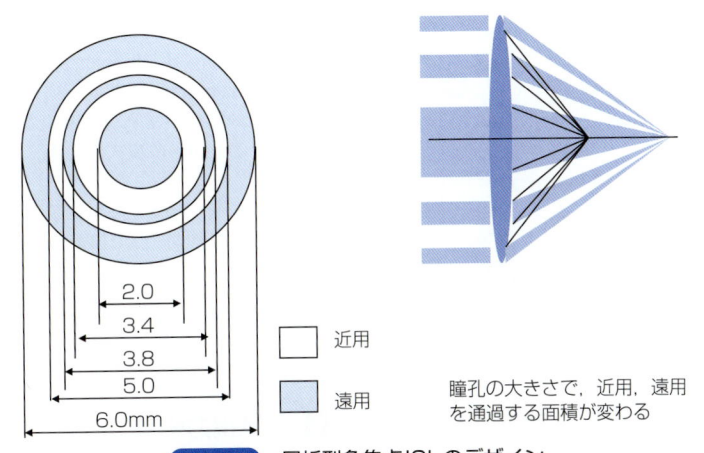

図 4-53 屈折型多焦点IOLのデザイン
中心遠用型で，交互に遠，近のパワー分布がある。

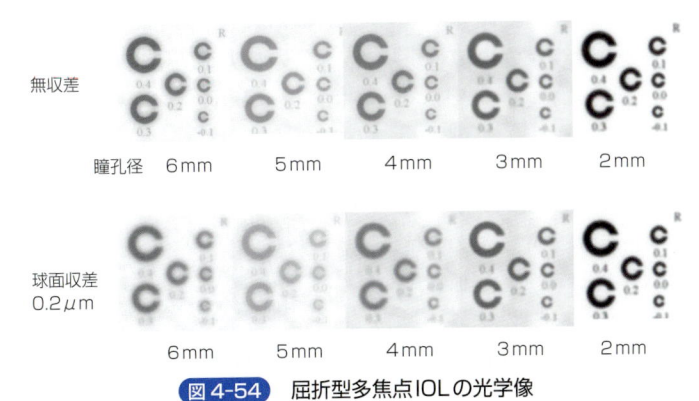

図 4-54 屈折型多焦点IOLの光学像
加入度3Dの場合で，上部が無収差，下部が球面収差 0.2 μm (6 mm瞳孔) の場合である。

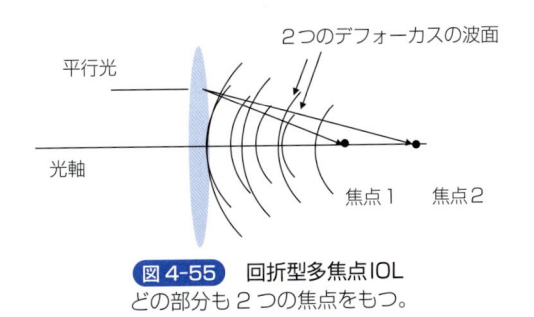

図 4-55 回折型多焦点IOL
どの部分も2つの焦点をもつ。

い像となっているが，6 mm瞳孔の像と比べるとシャープさがない。5 mm瞳孔でコントラストが低いのは，近用部分の焦点の方への光が多いため，遠用の像の強度が小さくなるためである。

②回折型

図 4-55 に回折型のIOLを示す。入射平行光があったときに，同じ場所から2つの焦点に向かって光が出ていく様子が示してある。実はこの2つの焦点に向かう光のほかにも，眼球全体に広がる散乱光がある。これはレンズ作製の技術がまだ未完であるためである。しかし，現在のレンズではその散乱光が大きくコントラストを低下させる要因とはならないようである。

回折型のレンズで加入度3Dでのシミュレーション結果を 図 4-56 に示す。瞳孔を6 mmから2 mmに変化させた場合の光学像であり，上部は収差がない場合，下部は球面収差が 0.2 μm (6 mm瞳孔) ある場合である。球面収差があると，ない場合よりも少しコントラストが劣化しているのがわ

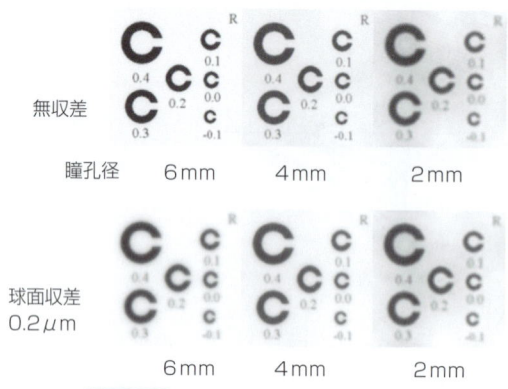

図4-56 回折型多焦点IOLの光学像

加入度3Dで，上部が無収差，下部が球面収差 0.2μm（6mm瞳孔）の場合である。球面収差があるとき瞳孔径によるコントラスト変化は少ない。

かる。また，瞳孔による変化は少ないのがわかる。ピンホール効果は期待できない。

注）ペッツバール面とガウス像面

　球面収差，コマ収差，非点収差がなくなると，物とその像には1対1の対応関係がある。レンズの光軸に近い部分は近軸領域とよばれ，光軸付近の平面物体は平面に結像される。この面をガウス像面とよぶ。さて，光軸の置かれた球面の形状をした大きな物体の像は球面となる。この球面物体を光軸に垂直に平面化すると，その像は放物面となる。この面をペッツバール面とよぶ。凸レンズの場合，物体に向かって内側に，凹レンズの場合はその逆方向に曲がる。これより，凹凸のレンズを組み合わせることで，ペッツバール面を平面にすることができる。

● 参考文献 ●

1) 前田直之，大鹿哲郎，不二門尚：角膜トポグラファーと波面センサー，メジカルビュー社，東京，2002.
2) 大沼一彦，小林克彦，野田徹：PSFアナライザーの測定原理と臨床応用．視覚の科学 25：94-107，2004.
3) http://www.optics.arizona.edu/jcwyant/ Home page of Prof James C Wyant (Dean, College of Optical Sciences)．Fun with mathematicaでザイデル収差を体感
4) 大沼一彦：不正乱視の基礎と臨床研究(1)．Seidel 収差と Zernike 多項式の関係．視覚の科学 28(1)：6-14，2007.
5) 大沼一彦：Seidel 収差と Zernike 多項式の関係．あたらしい眼科 24(11)：1419-1425，2007.
6) Norberto L, Robert M：New intraocular lens for achromatizing the human eye. J Cataract Refract Surg 33：1296-1302, 2007.
7) 大沼一彦：不正乱視の基礎と臨床研究(3)．Seidel 収差と Zernike 多項式の関係．視覚の科学 28(3)：90-97，2007.
8) 大沼一彦：回折型多焦点眼内レンズの光学特性．あたらしい眼科 28(2)：137-146，2007.

（大沼一彦）

5 近見視力検査

a. 目的

　近見視力検査は調節障害のスクリーニング，老視の判定，近用眼鏡処方，また機能弱視 amblyopia の視力検査として行われることが多い。また座位をとれない被検者では，臥位のままベッドサイドにおいて近見で視力検査を行うことができる。

b. 検査の条件

　近見用視力表は，ランドルト環で構成されているものと，ひらがな視標で構成されるもの，また近用眼鏡処方を念頭においた地図や新聞紙面を載せた検査表もある 図4-57 。ランドルト環視標では並列視標と単独視標があり，小児や視力が悪い場合には主に単独視標を使用する。検査室の条件は遠見視力検査に準じる。

　検査表面の角度は被検者の視線と直交するように保持し，部屋の照明が紙面に反射しないように注意する。書見台を用いると容易に設定できる。検査距離は30cmとする。検査面が広い視力表では，紙面の中央に被検者の眼が来るようにおき，距離が一定になるよう注意する 図4-58 。

c. 近見視力検査の流れ

1) 片眼遮閉
2) 0.1 の視標を示し，視認できるか問う。視認できれば順に小さな視標へと進み，誤答したところで同列の視標を答えさせ，過半数を正答する最も小さな視標をその視力とする。

d. 自覚的屈折検査の流れ

1) 片眼遮閉
2) 遠見時の自覚的屈折値を入れ，その度数で近

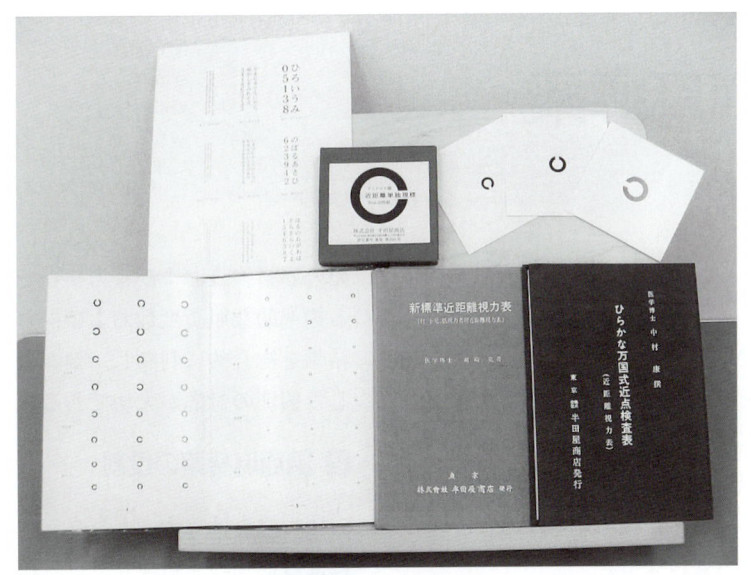

図 4-57 近見視力表
さまざまな近見視力表があるので，目的に応じたものを選択する。

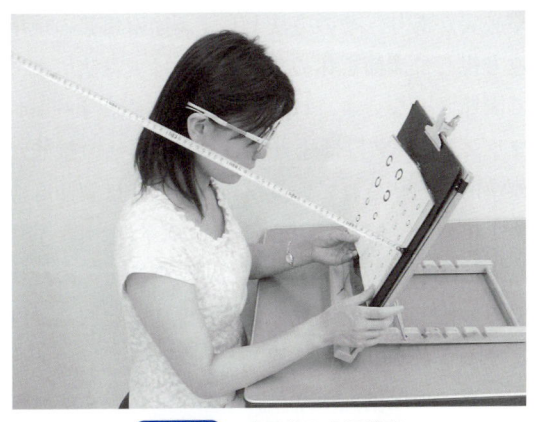

図 4-58 書見台による検査
被検者の視線が視力表の中央にくる位置と角度におき，距離が 30 cm で一定になるよう注意する。

見の視力検査を行う。

3) 徐々にプラス側の球面レンズを付加し，近見最高視力を得る最も少ない付加度数を測定する。最も少ない付加度数とは，被検者が最大の調節努力をしても 30 cm を明視するのに不足するために補う度数である。

＜具体例＞50 歳
・遠見視力
 RV = 0.8 (1.0 × S + 1.50 D $\bigcirc$ C − 1.00 D Ax90°)
・近見視力

 NRV = (0.3 × S + 1.50 D $\bigcirc$ C − 1.00 D Ax90°) 遠見矯正レンズで近見視力測定
  = (0.7 × S + 2.50 D $\bigcirc$ C − 1.00 D Ax90°)
   : 徐々にプラス側の球面レンズを付加
  = (1.0 × S + 3.50 D $\bigcirc$ C − 1.00 D Ax90°) 最高視力を得る最も少ない付加度数
  = (1.0 × S + 4.00 D $\bigcirc$ C − 1.00 D Ax90°)

e．注意点

　検査表の使い分けは，目的が近見時の視力検査であり，精密な視力値を測定するのか，眼鏡処方検査であるのかによって変える。視力検査であれば視標はランドルト環を用い，視標間隔が接近しすぎない視力表がよい。眼鏡処方検査であれば，ひらがななどの文字で構成され，辞書や新聞の字も掲示されている検査表が実用的である。

　老視や調節障害がある被検者でも，努力して調節力を働かせるように促し測定する。遠見視力の視角と同様な近見矯正視力が得られることが多いが，調節異常があり視力が変動する場合や，近見縮瞳によって眼光学系疾患が影響し矯正視力が低下することや，網膜照度が低くなることで視力が低下することもある。

（松本富美子）

Ⅴ. 小児の視力・屈折検査の進め方

1. 調節麻痺薬

1 小児の視力・屈折検査の特徴

　視覚発達の感受性期間にある小児にとって、網膜上に鮮明な像を結像させることは正常な視機能を獲得するために必要不可欠である。そのため、視力検査および屈折検査を定期的に行い視機能を管理するとともに、異常が検出された場合は適切に矯正することが重要になる。

　小児の視力検査および屈折検査が成人の検査と大きく異なる点は、検査対象が幼少で身体的にも精神的にも未熟かつ成長期にあるということに集約される。眼の屈折に関わる主な要素は眼軸長、角膜屈折力および水晶体屈折力であるが、眼軸、角膜および水晶体は生直後から小児期にかけて著しく成長し、学童期にほぼ成人の大きさになる。実際には、角膜が1歳までにおおよそ成人の大きさに達して安定する一方、眼軸長は新生児期に約17〜18 mmであるが3歳までに4〜5 mm増加し、その後は20歳前後まで徐々に延び続け、水晶体はこれらの変化を補正すべく屈折力が減少する[1]。そこで、屈折度数は新生児期から乳児期には+3D前後の遠視であるのが正常であり、幼児期から学童期にかけて正視あるいは近視へと変化する[2]。また、これらの成長には個体差が大きく関与するため、視力については1.0あるいは1.2といった成人において正常とされる視力が、眼科的に異常を認めない幼児において必ずしも得られないことがある。3歳児健康診査で視力0.5が精密検査の要不要を決める基準となっているのも、3歳という年齢における屈折度数および視力の個体差を考慮しての結果である。

　小児の特に6歳までの時期は幼年型視覚とよばれる時期にあり、わずかでも視覚刺激の妨げとなる要因があれば視機能の発達は阻害される[3]。小児の屈折検査および視力検査では、各年齢における標準的な屈折度数および視力値を基に得られた結果を総合的に判断し、個々の児の発育状態に即した個別の対応が大切である。

2 調節麻痺薬の役割

　屈折検査は、オートレフラクトメータや検影法による他覚的屈折検査で得られた屈折度数を参考に自覚的屈折検査を行う方法が一般的である。正確な屈折度数を測定するには極力調節の介入を防ぐ必要があり、その方法として調節麻痺薬の使用、遠方視して調節を休める、あるいは雲霧法によって調節させないようにするなどがある。オートレフラクトメータには遠方視および雲霧法の機能が標準的に内蔵されているため、成人では調節麻痺薬を用いなくても「視標（多くは風景）をボンヤリ見て下さい」と指示することで、調節を休めた状態での他覚的屈折度数をある程度期待どおりに測定することが可能となる。

　一方、小児は上述したように、その多くが遠視傾向にあるため、外界のさまざまなものを明視するには常時調節しているといっても過言ではない。そこで、小児の屈折検査では以下の事情も考慮して調節麻痺薬を使用する必要がある。

　1) 小児は通常は10 Dを超える良好な調節力を有しているが[4]、それを成人のように随意に緩解できない。オートレフラクトメータでも内蔵の固視標を凝視して調節が加わることは周知の事実であり、調節が介入しない屈折度数を得るには事前に調節機能を麻痺させる必要がある。

　2) 小児は年齢が低いほど自覚的な応答が稚拙であり、例えば「このレンズを入れた方が見やすくなるか」といった単純な質問にもうまく答えられないことが多い。特に、自覚的な応答のみから正

表5-1 調節麻痺薬の作用・副作用

調節麻痺薬	剤形規格	作用機序	副作用	点眼	検査までの時間	回復までの時間
硫酸アトロピン 日点アトロピン®（日本点眼薬）	点眼液 1%[注1]	副交感神経遮断剤 毛様体筋および瞳孔括約筋のアセチルコリン受容体を競合的に占拠することにより副交感神経の作用を遮断する pH 5.0〜6.5	眼圧上昇（狭隅角眼，閉塞隅角緑内障には禁忌），アレルギー性結膜炎，眼瞼結膜炎，顔面潮紅，発熱，口渇，悪心，嘔吐，便秘，幻覚，痙攣，興奮，心悸亢進，血圧上昇[注2]	1日3回（朝昼夜），1回1滴，点眼後は鼻根部の涙点を約1分間圧迫し，涙嚢への薬剤流出を防止する	3〜7日間 小児では通常5日間点眼し，6日目に検査を行う	2〜3週間
塩酸シクロペントラート サイプレジン®（参天製薬）	点眼液 1%	副交感神経遮断剤 毛様体筋および瞳孔括約筋のアセチルコリン受容体を競合的に占拠することにより副交感神経の作用を遮断する pH 3.0〜4.5	眼圧上昇（狭隅角眼，閉塞隅角緑内障には禁忌），一過性の結膜充血，点眼直後の熱感，頻脈，一過性の幻覚，運動失調，情動錯乱	5〜10分おきに2回点眼	最終点眼後45〜60分	1〜2日間

注1）小児では全身の副作用が起こりやすいので，0.25%（0〜2歳まで）あるいは0.5%（3〜6歳まで）に希釈する場合もある。
注2）地下鉄サリン事件の治療にも用いられた劇薬であり，家庭で用いる場合は乳幼児の誤飲などに十分注意を払う必要がある。

確な乱視度および乱視軸の決定を行うことは難しい。そこで，屈折検査では，まず調節機能を麻痺させた状態で正確に他覚的屈折度数を測定し，その結果に基づいた屈折矯正を行うというような工夫が必要である。

なお，患者の親の多くは屈折検査に特殊な薬剤を用いてまで調節の介入を防ぐ理由を知らないので，調節麻痺薬を使用する際には事前にその必要性と薬に関する説明を十分に行い，親の理解を得ることが大切である（後述）。

3 調節麻痺薬の種類と作用・副作用

屈折検査に用いられる調節麻痺薬には，副交感神経支配の瞳孔括約筋と毛様体筋をそれぞれ弛緩させて散瞳と調節麻痺を引き起こす副交感神経遮断剤としてトロピカミド tropicamide（商品名ミドリンM®），塩酸シクロペントラート cyclopentolate hydrochloride（商品名サイプレジン®）および硫酸アトロピン atropine sulfate（商品名日点アトロピン®）がある。これらのうちトロピカミドは散瞳効果は大きいが調節麻痺作用が弱いため，良好な調節力をもつ幼小児には適さず，主に眼底検査あるいは成人の調節麻痺薬として使用される。小児の精密屈折検査には，十分な調節麻痺作用をもつ薬剤として塩酸シクロペントラートあるいは硫酸アトロピンを用いる。

各調節麻痺薬の作用および副作用を 表5-1 に示す。

点眼は，塩酸シクロペントラートは外来で，硫酸アトロピンは自宅で実施することが多い。点眼に際しては，まず親に対して，

①なぜ調節麻痺薬を使用しなければならないのか
②点眼するとどのようなことが眼に起こるのか
③点眼によって起こる副作用にはどのようなものがあるのか
④副作用が起きたときはどのように対処するのか（硫酸アトロピンを自宅で点眼する場合）

などを十分に説明する。

多くの幼小児は目薬の点眼に激しく抵抗し，号泣する。このような患者の点眼には親の協力が必要不可欠であるため，調節麻痺薬の点眼に対する親の正しい理解は必須である。また，外来で点眼し同日に屈折検査を行うことになる塩酸シクロペ

精密屈折検査の目薬の使い方

1. 目薬を点眼する理由

    ものを見ようとするときには、目の中の筋肉が緊張してレンズの厚さを増しピントを合わせます。このはたらきを調節といいます。

    目の屈折度（遠視、近視、乱視の度）は調節を休ませた状態できまります。ところが、小児では、調節を休ませることがよくできないので、普通の方法で検査しても正確なことはわかりません。

    したがって、小児で屈折の検査をする場合には、調節を休ませる目薬を点眼した上で検査をしないと意味がないことになります。

    この精密検査を怠ったために、実は遠視であるのに、弱視とか近視と誤診されたり、度の合わない眼鏡をかけている小児もまれではないのです。

    そこで、小児で視力が悪い場合や、斜視の場合には、この目薬を点眼して検査をする必要があります。

2. 目薬を点眼することによって起こる目の変化
    (1) ものを見ようとしてもピントが合わせにくくなり、とくに近くが見にくく、老眼のようになります。
    (2) 瞳孔（ひとみ）が大きくなり、光にあたるとまぶしくなります。

    これらの変化は一時的なもので、点眼を中止すると、1〜2週間でもとに戻ります。

3. 目薬の使い方
    (1) 1日3回（朝、昼、夕）1滴ずつ、5日間両眼に点眼して下さい。
    (2) 目がしらにある涙穴から目薬が入り、からだに吸収されると、顔が赤くなったり、熱が出たりすることがまれにあります。涙穴から目薬が吸収されないように、目薬を点眼したあと、目がしらの部分を1分位押えておいて下さい。もし、熱が出たら点眼を中止し、電話で連絡して下さい。
    (3) この目薬は検査のためのものです。本人以外は絶対に使用しないで下さい。使い終ったら、すててしまった方が安全です。
    (4) 　　月　　　日から点眼をはじめ、　　月　　　日　　時までに外来へお出で下さい。

帝京大学医学部附属病院眼科
東京都板橋区加賀2-11-1
電話（03）3964-1211

図5-1　硫酸アトロピンを用いた精密屈折検査の説明書
（帝京大学医学部附属病院眼科の場合）

ントラートは，点眼から十分な調節麻痺作用が発現するまで時間がかかることを了承してもらう必要がある．各調節麻痺薬の説明書の一例を 図5-1 および 図5-2 に示す．

調節麻痺薬使用について，点眼行為そのものを決して好ましいと思わない小児患者にどのように説明するかは検者によって見解が分かれるところであろう．特に，pHが3.0〜4.5と他の調節麻痺薬より低く，多くの患者が一様に「しみる」と訴える塩酸シクロペントラートの点眼に際して，「しみる」という事実をどこまで正しく伝える（べき）か，あるいは全く伝えないかは検者によってさまざまな意見があろうと思われる．事実を伝えて患者の協力を得られる場合もあれば，拒否反応をいたずらに増長させるだけの結果になる場合もある．また，性格的に嫌なことを無理やり強いると根にもつタイプの患者であれば，点眼したことによって，その後の他覚的屈折検査が困難になることもある．点眼では，子どもの性格を熟知している親と相談しながら個々に対応することが大切である．

> **サイプレジン（調節麻痺薬）を点眼される方へ**
>
> 　本日外来で点眼する目薬は、近視、遠視、乱視といった屈折異常を正しく調べるためのものです。眼には遠くを見たり近くを見たりする時に水晶体の厚みを自在に変えてピントを合わせる調節と言う機能がありますので、屈折の状態は目に力を入れたりぼうっとしたりすることで変化します。特に小さいお子様ではその変化が大きくなります。そこで、この目薬を点眼し調節を麻痺させて、本来の屈折の度数を測定します。目薬が効いてくると、ピント合わせができなくなるため、特に近くのものが見にくくなります。また、ひとみが大きくなりますからいつもよりまぶしく感じます。元に戻るまでに1～2日位かかります。多少延びたりすることもありますが、心配はありません。
> 　目薬が効いてくるまでには40分から50分かかりますので、点眼後は席を外してもかまいませんが、時間になりましたら廊下でお待ち下さい。放送でお名前をお呼びします。
>
> 　　**点眼時間**　：
> 　　　　　　：　　までに外来の廊下にお戻り下さい。
> 　点眼後の検査の流れ
> 　　　屈折検査→矯正視力検査→診察
>
> 　　　　　　　　　　　　　　　帝京大学医学部附属病院眼科外来

図 5-2　塩酸シクロペントラートを用いた屈折検査の説明書
（帝京大学医学部附属病院の場合）

　なお、調節麻痺薬を用いた屈折検査では、屈折度数測定の際に調節麻痺薬が正しく効いているかどうかを、瞳孔の対光反応および屈折度数の動揺の有無から確認することが大切である。せっかく点眼しても、患者の点眼への拒否反応が強いと、号泣による流涙や強い閉瞼によって調節麻痺薬の効果が十分に発揮されないことがある。また、硫酸アトロピンを自宅で点眼する場合は、親のコンプライアンスが悪いと指示どおりに点眼していないことがあるので、検査時に点眼日数、1日の点眼回数および副作用の有無を確認するなどの注意が必要である。

4 調節麻痺薬の使い方

　小児の屈折検査に適した調節麻痺薬は上述したように硫酸アトロピンと塩酸シクロペントラートの2種類であるが、その薬効の違いから、調節麻痺作用のより強力な硫酸アトロピンは精密な屈折度数の測定に用いられ、塩酸シクロペントラートは初診時の屈折異常の有無あるいは経過観察時の屈折の推移などを調べる目的に用いられることが多い[5]。特に、不要な調節の介入が診断と治療の妨げとなる調節性内斜視、部分調節性内斜視、不同視弱視あるいは屈折異常弱視に塩酸シクロペントラートの調節麻痺効果は不十分であり、硫酸アトロピンによる精密屈折検査が不可欠である**図 5-3**。

　一方、調節の要素がない斜視や弱視を伴わない軽度屈折異常に対しては、当初に硫酸アトロピンで中等度以上の遠視がないことを確認すれば、その後の経過観察には塩酸シクロペントラートによる屈折検査で十分な場合が多い。それぞれの薬剤の特徴を正しく把握し、患者の屈折度数あるいは眼位によって調節麻痺薬を適切に使い分けること

症例：6歳，男子
主訴：左眼遠視および弱視
経過：就学時健診まで両眼視力 1.0 といわれていたが，本人が左眼視力不良を訴え近医受診し，調節麻痺薬を用いない屈折検査で左眼に遠視性乱視を認めたため，精査および治療目的で当科紹介受診

・調節麻痺薬を用いないオートレフラクトメータによる結果
　vd = 1.0（矯正不能）
　vs = 0.07（0.1 × S+5.50 D○C+1.50 D Ax100°）

・塩酸シクロペントラートを用いた結果
　vd =（1.2 × S+2.50 D）
　vs =（0.15 × S+7.25 D○C+1.75 D Ax105°）

・硫酸アトロピンを用いた結果
　vd =（1.2 × S+3.50 D）
　vs =（0.2 × S+8.00 D○C+1.5 D Ax105°）

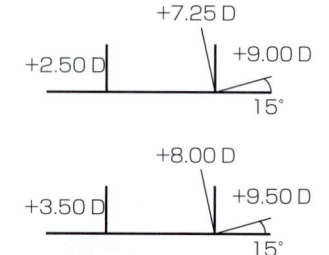

図 5-3 遠視性不同視弱視における調節麻痺薬別にみた屈折度数の比較

表 5-2 年齢および弱視・斜視の有無別による調節麻痺薬の使い分け

	初診時	精密屈折検査		経過観察	
		弱視・斜視		弱視・斜視	
		なし	あり	なし	あり
乳児期	トロピカミドと塩酸シクロペントラートの併用	0.25～0.5%硫酸アトロピン			
幼児期	塩酸シクロペントラート[注1]	0.5～1.0%硫酸アトロピン		塩酸シクロペントラート	0.5～1.0%硫酸アトロピン
学童期 小学生	塩酸シクロペントラート[注1]	塩酸シクロペントラート	低学年 1.0%硫酸アトロピン / 高学年 1.0%硫酸アトロピンか塩酸シクロペントラート	低学年 1.0%硫酸アトロピンか塩酸シクロペントラート / 高学年 塩酸シクロペントラートか自覚的屈折検査[注2]	低学年 1.0%硫酸アトロピン / 高学年 塩酸シクロペントラート
中学生	自覚的屈折検査[注2]	塩酸シクロペントラートか自覚的屈折検査[注2]		自覚的屈折検査[注2]	

（情報提供施設：大阪医科大学病院，近畿大学堺病院，帝京大学病院，東京医科歯科大学病院）
注1）初診時には屈折検査と器質的疾患の有無を調べるため，散瞳が不十分なときは乳児期と同様にトロピカミドを併用する．
注2）自覚的屈折検査に先立ちオートレフラクトメータによる他覚的屈折検査を行う．

が大切である．
　年齢および斜視・弱視の有無別にみた調節麻痺薬の使い分けの一案を 表5-2 に示す．

● 参考文献 ●
1) 丸尾敏夫：屈折異常の考え方．丸尾敏夫編，眼科診療プラクティス 9 屈折異常の診療，文光堂，東京，2-7，1997．
2) 山本節：小児遠視の経年変化と眼鏡矯正．眼紀 35：1707-1710，1984．
3) 湖崎克：小児の視力発達と弱視の成因．丸尾敏夫編，眼科 Mook 10 斜視・弱視，金原出版，東京，28-40，1979．
4) 所敬：屈折異常とその矯正，改訂第4版．金原出版，東京，210，2004．
5) 久保田伸枝：調節麻痺薬の使い方．丸尾敏夫編，眼科診療プラクティス 9 屈折異常の診療，文光堂，東京，97，1997．

（臼井千恵）

V．小児の視力・屈折検査の進め方

2．弱視がない場合

1 他覚的屈折検査

a．検査法（Ⅵ-1-b参照）
1）検影法
　検影法は遠方視の状態を容易に作り出せる点が長所で，乳幼児の検査には有用だが，素早く行うための熟練が必要となる。
2）オートレフラクトメータ
　最近はオートレフラクトメータが主流で，操作の簡便さと短時間で測定が可能であることが利点である。器械に顔をのせられる小児のみならず，手持ち式のものや両眼開放のものを使用し，乳幼児でも検査可能になっている。
　器械を眼前に近づけることに対して恐怖心で泣く場合もあるので，裸眼視力測定後に屈折検査を行うのが望ましいが，逆に緊張のためや発達の問題などで自覚検査がうまく行えない場合は，せめて他覚的屈折検査を行う。

b．検査に際して
　小児の調節力を考慮し精密な屈折検査を行うには，調節麻痺薬を点眼して正確な値を得ることが不可欠になる（前項V-1参照）。調節麻痺薬を使用しても完全に調節が取りきれないこともあるので，視力検査時および眼鏡処方時に調節の介入を十分に配慮する。

2 視力検査

a．乳幼児
検査法
　視運動性眼振 optokinetic nystagmus（OKN），視覚誘発電位 visualy evoked potential（VEP），preferential looking 法（PL法），grating acuity cards（Teller acuity cards；TAC）など
　自覚的検査法が不可能な時期においては，縞模

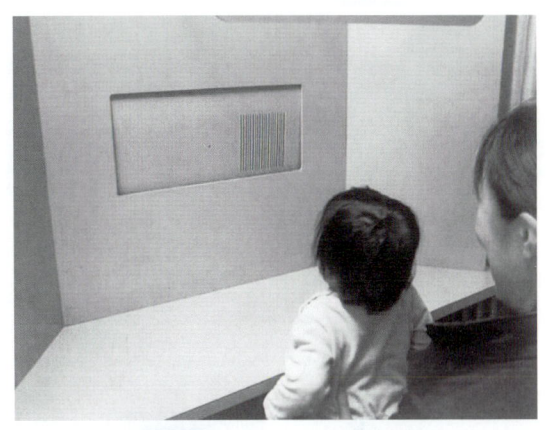

図5-4　TACによる視力検査

様を固視するという特性を生かした方法が主に用いられている。当院で用いているTACについて述べる。

TAC 図5-4
　方法：大がかりな装置でもなく，明室で抱っこやベビーカーに臥位のままでも行える。まず，月齢平均値の視標から呈示し，見えたらそれより細い縞，見えなかったら太い縞を出すようにしていく。2回目以降は前回の値から呈示していく。検者が穴から観察し，眼の動きにより判定する。精神運動発達遅滞の年長児に行う場合，指差しにて行うこともできる。
　距離：距離を変えて評価ができるので，原則として1歳未満は38 cmで，以降は55 cmで行う。
　遮閉：片眼遮閉を嫌がる場合も少なくないので，初めは両眼開放で行う。次に絆創膏式遮閉具，嫌がるならガーゼなどを使い保護者の手で隠してもらい，屈折異常が大きい眼か斜視があれば斜視眼から測定する。遮閉に対する嫌悪反射が左右でかなり違う場合，弱視の可能性も疑われる。
　穴覗き：成長に伴い中央の穴を覗くようになったら検査の限界である。

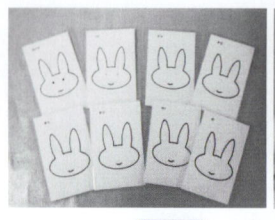

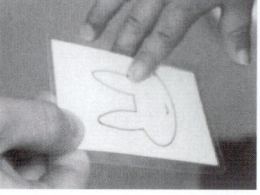

図 5-5　森実式ドットカード

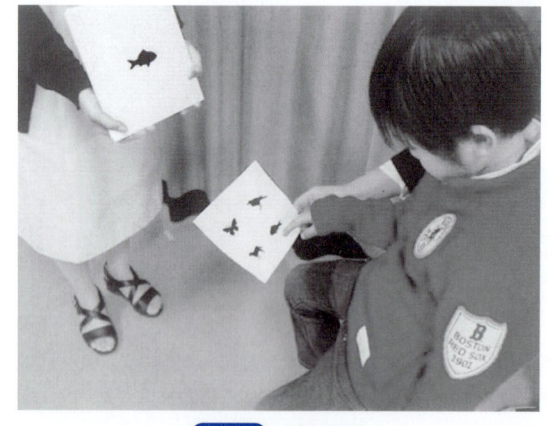

図 5-6　絵あわせ

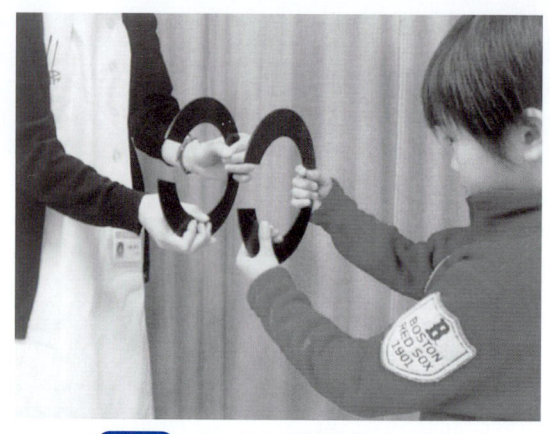

図 5-7　ランドルト環模型による練習

b. 幼小児

自覚的屈折検査を行ううえで，小児では長時間の検査では正しい結果を得られない可能性がある。できるだけ手早く他覚的屈折検査の結果を参考にして有用な結果を得る努力が必要になる。声かけを十分に行い，励ましながら行うことも大切である。

1）検査法

①森実式ドットカード　図5-5

近見で最小視認閾を測定するものであるため最小分離閾検査との比較は難しいが，親しみやすい絵であり，眼の位置を指すだけで手軽に検査できる。近方から先に視力発達するため有用に活用したい検査である。

②絵視標

4種類の動物の名前を答えさせるが，完璧に言えなくても，その子なりの呼び方で構わない。口答ができなければ，手元に4種類が印刷してある紙を置き，同じものを指させる「絵あわせ」を行わせる　図5-6。

③ランドルト環字ひとつ視標

切れ目の方向に指を動かして，口答による左右の言い間違いを防ぐ。指差しが不可能なら，ランドルト環の模型をハンドルと言って渡し，切れ目と一致させるという方法もあり，言語発達の面でやや遅れていて絵視標は答えられないという児にも受け入れられやすい場合もある。初めから視標と合わせるのではなく，検者も同じ模型を持ち練習するとうまくできる　図5-7。

2）検査に際して

①視標選択

自覚的な答えが得られるようになっても発達によりその反応には個人差があり，幼少であるほどその差は大きい。並列視標を用いる字づまり視力では，側方抑制が効かず，読み分け困難が生じてしまうため，単一視標を用いて字ひとつ視力を測定する。

まず答え方の練習を行い，児に合った方法を見分ける。2歳頃には絵視標が可能になるが，言葉の発達の面で個人差が大きく，3歳頃まで絵視標から試してみる。できればランドルト環単一視標を試してみる。

②検査距離

呈示する距離は5mが原則である。ただし幼少児期で5mが遠すぎて気が散ってしまい集中できない場合には2.5mに近づいて測定し，結果を1/2に換算し，結果に使用した視標と検査距離と換算

値を記載する場合がある。視標を呈示する高さは児の視線に合わせ，検者の姿勢も低くする。

③遮閉

検眼枠の隙間から覗いてしまうことを避けるため，少なくとも10歳まで，弱視があればその後も絆創膏式遮閉具によって遮閉をしたい。抵抗がある場合は，検眼枠の遮閉板かガーゼなどを使い保護者の手で隠してもらう。一眼の視力低下が予想される場合は，健眼から測定し再診時には飽きて検査できないということを避けるため，患眼から測定する。

3 屈折異常の種類による留意点

a. 遠視

1) 調節麻痺下

他覚的屈折検査では，調節麻痺薬点眼下であっても遠視が弱く検出されていることが多いので，他覚的屈折値より＋1.50 D程度強いレンズを装用させる。その後，視力測定を開始し，視力の値によって0.50 D～0.25 D弱いレンズに交換して，さらに視力測定をして，遠視度を弱めながら繰り返す。この際レンズを外してしまわず 図5-8 ，弱めるレンズを検眼枠の前に重ねて持ち（図5-8-a），前の強いレンズを外し（図5-8-b），これをさらに前に重ねて持ち（図5-8-c），弱めるレンズを枠に挿入し，強いレンズを取り去る（図5-8-d）という方法で交換する。調節の介入を防ぎ最良視力が出る最強度の値が求められる。

2) 非調節麻痺下

他覚的屈折値より＋3.00 D程度強いレンズを装用させて，上記と同様にレンズを交換する。適正な眼鏡を装用して来院したときには，まず眼鏡装用にて眼位検査と視力検査を行い，その後レンズ交換を行う。眼鏡度数より1.50 D程度強い度から測定する。これにより最良視力の得られる最強度の値が検出される。どうしても必要なら裸眼測定は最後に行う。

b. 近視

塩酸シクロペントラートを用いて得た屈折値よりプラス側の度数から矯正し，最良視力の得られ

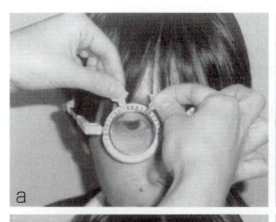

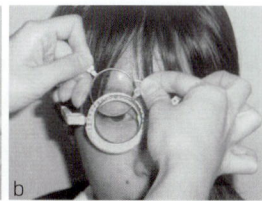

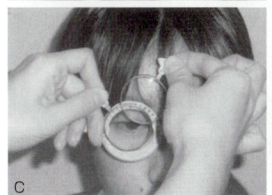

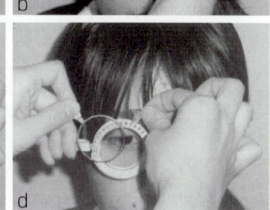

図5-8 凸レンズを重ねて行うレンズ交換

る最弱度屈折値を求める。非調節麻痺下の場合は，他覚的屈折値より3.00 D程度プラス側のレンズから徐々に強めるように矯正を行う。検査時に眼を細めないよう観察しながら注意を喚起する。

近視では近方が明視できるため，屈折異常が少ない低年齢なら，正確に検査可能になる年齢まで処方を待っても弱視の心配はない。しかし小児期から強度近視の場合には，弱視を防ぐため矯正が必要である。

c. 乱視

近視に準ずる。乱視表やクロスシリンダーなどの自覚的回答は未就学児では困難と考えられるので，他覚的屈折検査の値を参考にレンズを選択する。角膜曲率半径の測定も同時に行っていれば，これも参考にする。

●参考文献●

1) 山本裕子：斜視弱視の診断検査法，医学書院，東京，1986.
2) 山本裕子：遠視の小児における屈折検査．眼科28：1285-1290，1986.
3) 山本裕子：乳幼児の眼鏡処方．東京都眼科医会報 127：12-14，1989.

（保沢こずえ）

Ⅴ. 小児の視力・屈折検査の進め方

3. 弱視がある場合

1 弱視

　視力の発達は出生時0.02程度の視力を有し，その後，正常な視的環境下での視覚刺激によって3歳の終わりには1.0に達する。発達条件である正常な視的環境とは，両眼の中心窩に鮮明な像が結像され視覚情報を処理することである。視力の感受性期は1歳6カ月をピークに8歳頃まで続くといわれている。

　弱視は原因的定義から「一眼または両眼に斜視や屈折異常があったり，形態覚の遮断が原因で生じた視機能の低下である」と定義づけられる。小児における屈折検査や視力検査は弱視の診断に必須の検査であり，感受性期間内での早期発見が早期治療や予防に結びつく。また入力系の検査である屈折検査や視力検査は，弱視や斜視治療など統合系や出力系の評価や視機能の管理において欠かすことができない視機能の評価である。

2 屈折検査

a. 他覚的屈折検査

　小児は年齢的な要因から成人とは異なり，自覚的な返答のみで正確に屈折異常の有無や状態を判断することは困難である。特に弱視では，両眼の中心窩に鮮明な像を結像させるという観点から，調節麻痺薬点眼後の他覚的屈折検査が必須となる。近年ではオートレフラクトメータの測定原理が開発され，高い精度で屈折検査を行えるようになった。測定結果は平均値のみを評価するのではなく，十分な固視ができていない状態で測定された結果は取り除いて評価する。また乱視度数や軸についてはオートケラトメータの測定を併用し，オートレフラクトメータの結果と合わせて評価する。角膜乱視の状態や症例によっては水晶体乱視の考慮など，さらに屈折異常の評価の精度を高くすることができる（Ⅳ-1参照）。

b. 自覚的屈折検査

　小児の自覚的屈折検査は，言うまでもなく，「このレンズを入れた方が見えますか」と尋ねて検査を進めるのではなく，検者の的確な判断によってレンズ交換法を行っていく。検者の的確な判断とは，見えているか，レンズを交換することで反応が良くなったかといった「見極め」である。「見極め」を正確に行うためには，まず

　①他覚的屈折検査の結果から屈折異常弱視を疑う屈折異常があるか，不同視はあるか

　②斜視はあるか，固視眼が固定しているか

　③形態覚遮断の既往があるか，またオートレフラクトメータ測定時などに白内障など中間透光体に異常を示唆する状態はないか

など，レンズ交換法を行う前に，検者はこれらの情報を知ったうえで検査を行う必要がある。ここでは調節麻痺薬点眼後の屈折検査について説明する。

1) 調節麻痺薬点眼：硫酸アトロピン点眼（0.5％または1.0％）（Ⅳ-1参照）
2) 他覚的屈折検査：オートレフラクトメータ，オートケラトメータ
3) 自覚的屈折検査：他覚的屈折検査を参考
　　　　　　　　↓
　①球面レンズ：オートレフラクトメータ値から1.50 D～2.00 Dプラス側にする。
　②円柱レンズ：オートレフラクトメータの平均値とオートケラトメータ値から円柱レンズ度数，軸を決定する。
　③①の球面レンズを徐々にマイナス側にする。ただし球面度数は原則として他覚的屈折検査

の値からさらにマイナス側にしない。交換するレンズ度数の間隔は対数目盛の間隔を参考に，1.0に近づけば0.25 D刻みとする。

④②の円柱レンズは基本的にレンズ交換しない。ただしランドルト環の方向によって誤答する場合は度数や軸を変える。例えばランドルト環の左右方向を誤答する場合は直乱視（軸180°）の度数を加え，また上下方向を誤答する場合は倒乱視（軸90°）の度数を加えて調整する 図5-9。

初めての自覚的屈折検査であれば，まず健眼と考えられる眼から測定する。その理由は，視力の発達が正常であると想定できる眼での「見える」反応での患児の自覚的返答の状態を把握するためである。健眼では集中力が続いたが，弱視眼では集中力が続かず測定が途中までであったと検者が評価することがあるが，その多くは集中力が続かないのではなく，「見えない」の表現が十分にできず視標を見なくなったり，他のものを見たりすることで「見えない」を表現している場合が多い。

具体症例をあげて説明する 図5-10。調節麻痺薬点眼後のオートレフラクトメータの結果から本症例では，右眼）遠視，左眼）遠視性乱視，不同視，左眼）不同視弱視が考えられる。

3 固視検査

弱視の診断や治療，予後を考慮するには固視状態の把握が重要となる。特に不同視弱視においては微小斜視を合併することがあり，固視検査は必須である。固視状態は固視の位置や状態について評価する。

ビズスコープによる固視検査では能動的検査と受動的検査を行う。能動的検査では「中心の丸を見てね」と言ったときの固視の位置や状態で判断する。受動的検査では能動的検査とは異なり，まず検者が中心窩に視標の丸を投影させて「丸を見

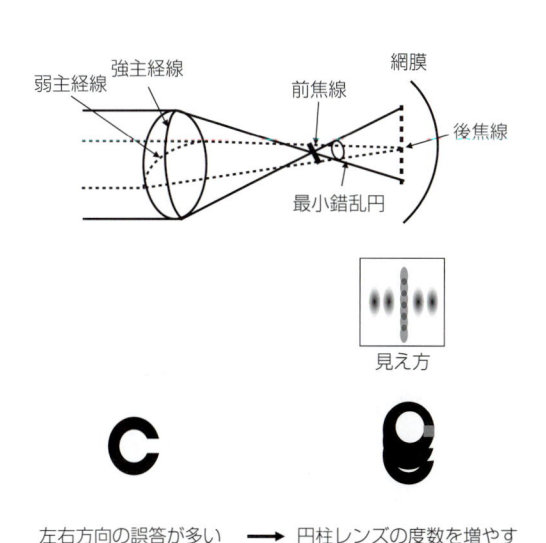

図5-9 直乱視（軸180°）

```
RV = 1.2(0.3×S+ 3.00 D)
   =(0.6×S+ 2.00 D)
   =(0.8×S+ 1.50 D)
   =(1.0×S+ 1.25 D)
   =(1.2×S+ 1.00 D)

LV = 0.4(0.2×S+ 8.00 D○C− 1.00 D Ax 90°)
         ↓ 1.00 Dマイナス側
   =(0.4×S+ 7.00 D○C− 1.00 D Ax 90°)
         ↓ 0.50 Dマイナス側
   =(0.5×S+ 6.50 D○C− 1.00 D Ax 90°)
         ↓ 0.25 D円柱度数を上げる
   =(0.6×S+ 6.50 D○C− 1.25 D Ax 90°)
         ↓ 0.25 Dマイナス側
   =(0.6×S+ 6.25 D○C− 1.25 D Ax 90°)
         ↓ 0.25 Dマイナス側
   =(0.6×S+ 6.00 D○C− 1.25 D Ax 90°)
```

オートレフラクトメータ　R：S+ 1.00 D○C− 0.25 D Ax 180°
　　　　　　　　　　　　L：S+ 6.00 D○C− 1.00 D Ax 90°

⇐ 球面レンズはオートレフラクトメータ値に2.0 Dプラス側
　円柱レンズは他覚的検査値をそのまま

⇐ ランドルト環の上下方向を誤答する

⇐ 視力0.6になってからマイナス側にしても視力は上がらない
　オートレフラクトメータ値よりもマイナス側にしない

図5-10 症例 5歳3カ月，硫酸アトロピン点眼後

てね」と言ったときに中心窩固視であれば固視する動きはないが，偏心固視では中心窩外で固視する動きがある。さらに受動的検査では中心窩に視標を置いたときの視標の位置を尋ねる。固視の評価は能動的検査と受動的検査の両者を行う。

　固視検査は弱視の診断時だけではなく，弱視治療である健眼遮閉治療中に弱視眼視力が2〜3カ月停滞した場合にも，わずかな偏心固視を認めないかについて検査を行う必要がある。0.5°や1°の安定した偏心固視を認めた場合は，弱視眼視力の治療目標視力値（最高視力値）の見極めをする。この見極めができずに遮閉治療を続行すると，遮閉弱視や遮閉斜視を引き起こす可能性が高くなる。

4 検査の留意点

　小児の視力検査，屈折検査では，自覚的検査よりも他覚的屈折検査の結果を重視する。「視力値がいくらか」に注意がいきやすいが，小児においては成人とは異なり，視力発達の感受性期であり，何よりも発達に十分な視的条件が整っているかを判断する必要がある。たとえ視力検査が行えなくても，他覚的検査の結果から発達を妨げる原因が考えられる場合は，予防的観点からも眼鏡装用や遮閉治療を考慮する必要がある。小児の検査では成人に比べ，検者の技量や判断が大きく影響する。検者は視力検査が十分に行えない場合も，小児の反応に左右差はないか，見える限界を判断する。

　視力検査は「良い視力」を検出するのではなく，「正確な視力」を検出することを忘れてはいけない。小児では「見えない」と表現するよりも，見えなくなると適当な方向を返答する場合が多い。検者は小児の視線が視標に向いているか，同じ方向を連続しても正答できるか，明らかに見えない小さい視標をわざと呈示して見えないと答えるか，などの工夫を行いながら検査し評価する。

　しかし視力検査，屈折検査の基本的な理論は小児と成人で違いはない。検査理論を十分に理解し常に考えながら，小児の検査においても理論に即した検査を進めていくことが重要である。

〈若山曉美〉

Ⅴ. 小児の視力・屈折検査の進め方

4. 心因性視力障害の測定方法

はじめに

心因性視力障害の分類の診断において，器質病変を除外することは必須であるが，正常な視力を証明することも極めて重要なポイントである。しかし，多くの症例において良好な視力を容易に得ることは困難である。主訴や 表5-3 に示すような行動から本症である可能性を予測して視力検査を進めることが必要な反面，先入観だけにとらわれることも危険である。特にナイーブな症例が多く，質問の仕方や会話にも十分な気配りを必要とする。どのような対応が適しているかは個々の症例で異なり，断定することはできないが，検査に際してのいくつかの留意点について述べたい。

1 心因性視力障害のタイプ

矢野らは心因性視力障害を 表5-4 のように分類し，小児期に特有なタイプはⅢB群と推測している[1]。筆者の経験でも，視力低下の自覚がなく，健診をきっかけに受診するⅢ群に該当すると思われる症例が多い。性格的には，無口で内向的なⅢB群に該当する症例の頻度が高いが，なかにはⅢA群のように明るく饒舌な「良い子」タイプもあるので注意したい。通常視力障害は両眼に発症するが，Ⅰ群に分類される症例では片眼の例もみられる。また，就学前の症例も散見され，過去の報告[2,3]と比して発症が低年齢化している印象がある。

2 検査の留意点

a. 他覚的屈折検査

心因性視力障害では屈折異常はあってもわずかな症例が多いが，オートレフラクトメータ測定時に強い近視を示したり，値が不安定な調節緊張様の症状を示すこともある。このような症例では，強い縮瞳や瞳孔径の動揺が起こることが多く，モニターで観察しながら雲霧機能を使用して測定を繰り返すと縮瞳がゆるみ，値も正視寄りに変化することがあるので，数回の測定にとどめず何度も測定する。一般的に測定値は最新のデータから10回分程度しかメモリーされないため，一度プリントした後に続けて再検したり，最初の値を記憶しておきカルテに記載するなどの対応が必要である。このような症例はもちろん，屈折異常の大小にかかわらず，調節麻痺下での精査は欠かせない。

b. 視力検査

最初は通常の方法で測定し，本症が疑われるときは，その後にレンズ打ち消し法（トリック）や

表5-3 本症が疑われる児の検査室での行動や反応

- 急な視力低下でも行動はスムーズ
- 表情が乏しい，暗い
- 応答に時間がかかる
- 応答の代わりに首をかしげる
- すぐ「わかりません」という
- ランドルト環で正答と逆の方向を指す
- 一定の視力値からぱったり答えなくなる
- 検眼枠にレンズが入っているか確かめて答える

表5-4 心因性視力障害の分類（矢野ら[1]による）

Ⅰ群	精神身体的外傷後に急激に眼症状を呈するもの
Ⅱ群	明らかな外傷経験がなく，家庭・学校などで不適応があるもの
Ⅲ群	明らかな外傷経験がなく，適応上の問題が顕性化されてないもの
ⅢA群	活発・陽気な性格で，知的にも平均以上で，積極的
ⅢB群	おとなしく無口な性格で，何ごとも受身的，消極的

暗示などを用いて検査を進める。その実際については，過去にも報告があるが[4]，ここではレンズ打ち消し法の例を 表5-5 に示す。

　単純な打ち消し方やplaneのレンズを装用するだけで良好な視力が得られる症例もあるが，応答に非常に時間を要し，見えないときにも首を傾げるだけか，それすらせずただ黙っている場合もよく見受けられる。このような症例は，検査中に雑談などをはさんでもなかなかうち解けてくれず，暗示にも反応しにくいことが多く，対応には苦慮する。

　一般的に行われているレンズ打ち消し法として凸レンズの上に凹レンズを加え中和していく方法があるが，「見えにくい」状態をさらにぼやけさせてしまうため，効果が上がらない場合がある。この方法が無効な場合，先に凹レンズを入れ後から凸レンズを加えていくと奏効することがある。十分な調節力があれば，凹レンズによって多少像が小さくなるものの，輪郭がくっきり見え，そこに凸レンズを加えるので見えやすく感じると思われる。「この方が大きく見えるよね？」などと声をかけながら行う。

　そのほかにも，視標の種類や検査距離を変える，両眼開放視力やピンホール視力を測定するなど，検査条件を変化させることによって良好な視力が得られることがあるので，いろいろ試してみることが必要であるが，ピンホール板は装用によって視野が狭くなること，近見視力は視標が小さい印

表5-5　レンズ打ち消し法の実際例

【例1】　雲霧法のように凸レンズに凹レンズを加える方法
　　RV = 0.1　(0.2 × S + 0.50 D)
　　　　　　　(0.1 × S + 1.00 D)
　　　　　　　(0.08 × S + 2.00 D)
　　　　　　　(0.3 × S + 2.00 D ◯ S − 0.50 D)
　　　　　　　(0.5 × S + 2.00 D ◯ S − 1.00 D)
　　　　　　　(0.8 × S + 2.00 D ◯ S − 1.50 D)
　　　　　　　(1.0 × S + 2.00 D ◯ S − 2.00 D)
　　凸レンズで雲霧した状態に凹レンズを少しずつ加え，自覚的にはっきり見えてくることを確認しながら行う

【例2】　凹レンズを漸増し，途中から凸レンズを加える方法
　　　　　例1の方法で視力の向上がみられない症例
　　RV = 0.1　(0.2 × S − 0.50 D)
　　　　　　　(0.3 × S − 1.00 D)
　　　　　　　(0.5 × S − 1.50 D)
　　　　　　　(0.7 × S − 1.50 D ◯ + 0.50 D)
　　　　　　　(0.9 × S − 1.50 D ◯ + 1.00 D)
　　　　　　　(1.2 × S − 1.50 D ◯ + 1.25 D)
　　凹レンズ漸増で見やすいことを確認し，途中から加えるレンズを凸レンズに替えても，さらに視力向上がみられる

【例3】　ある程度の凹レンズを装用した上に，凸レンズを漸増する方法
　　　　　他覚的屈折検査で，− 1.00 D〜− 6.00 Dと不安定な値を示し，調節緊張様の症状を伴う症例
　　RV = 0.02　(0.04 × S − 0.50 D)
　　　　　　　 (0.05 × S − 1.00 D)
　　　　　　　 (1.2 × S − 3.00 D)
　　　　　　　 (1.2 × S − 3.00 D ◯ S + 1.00 D)
　　　　　　　 (1.5 × S − 3.00 D ◯ S + 2.00 D)
　　　　　　　 (1.5 × S − 3.00 D ◯ S + 2.50 D)
　　　　　　　 (0.5 × S − 3.00 D ◯ S + 3.00 D)
　　　　　　　 (1.2 × plane)
　　弱い凹レンズでは視力の向上が明らかでなく，強めの凸レンズで視力の向上がみられるが，凸レンズを漸増しても良好な視力を維持し，最後は平面レンズにても良好な視力を確認できる

象が強いことでかえって視力が低下する場合も少なくない。

いろいろな方法を試すとはいえ，結論を急ぐあまり検査が長時間にわたったり，あるいは過度に頻回であったりすると，検査自体が本人の負担になってしまう危険性があるので注意したい。初回に良好な視力が検出できなかった症例でも，後日検査をすると通常の測定方法でもすんなり視力が出ることもあるので，徐々に信頼関係を築くつもりで接する。それでもなかなか視力の向上がみられない場合は，検者を交代してみるのも一法であろう。

おわりに

混み合った外来のなかでの心因性視力障害はやっかいな存在であるが，応答をせかしたり否定したりするような言動は論外である。まずは検者が穏やかな気持ちで検査に臨むように心がけたい。

また，視力検査ばかりにこだわらず，立体視検査などから正常な視力を証明する方法[5]も併用されたい。

● 参考文献 ●

1) 矢野徹：小児の心因性視力障害．医学の歩み 138：948, 1986.
2) 小口芳久：心因性視力障害．日本視能訓練士協会誌 18：51-55, 1990.
3) 山出新一：心因性視力障害．小児科臨床 183；2296-2299, 2001.
4) 中村桂子：心因性視覚障害に関する検査法と診断のコツ．5.1 検者からみた検査のコツ 視力検査．八子恵子，他編，心因性視覚障害，中山書店，東京，59-62, 1998.
5) 臼井千惠：心因性視覚障害に関する検査法と診断のコツ．5.3 検者からみた検査のコツ その他の検査．八子恵子，他編，心因性視覚障害，中山書店，東京，66-69, 1998.

（越後貫滋子）

VI. 眼疾患のある症例で注意すべき視力・屈折検査の進め方

1. 角膜疾患

1 角膜の光学系としての特徴

　角膜は直径11～12 mmの半球状の透明な組織であり，中央の厚みが500 μm（0.5 mm）程度で，おおむね球面もしくはラグビーボール状の形状で，中央と周辺では曲率が異なる[1]。眼球全体の屈折力約60 D（ジオプトリー）の2/3に相当する40～50 Dの屈折力をもっているが[2]，角膜曲率半径が小さいと45 D以上の強い屈折力，これが大きいと弱い屈折力をもつとされている[3]。角膜の表面は厚さ7～10 μm（0.007～0.01 mm）程度の涙液層で覆われていて，光学的には，涙液層前面で生じる屈折力が角膜前面の屈折力として考えられている。液層により表面が平滑であることで光学特性が良好に保たれている[2]。また，入射光の約10%は角膜での散乱で失われるが[3]，角膜に混濁があると，さらに散乱が生じて視機能低下の原因となる。

2 角膜疾患と乱視

　角膜疾患がある症例の視力・屈折検査を行う際には，屈折値の大きな変化を起こしやすいことと乱視に留意しなければならない。角膜の屈折力が大きいために病変が瞳孔領に近いと，その変化に伴う屈折の変化量は大きい。

　乱視には正乱視と不正乱視がある。正乱視は，角膜や水晶体の形が対称的に歪んでいるため経線の方向により屈折力に差があるが，円柱レンズで矯正できる。不正乱視は非対称な歪みであり，オートレフラクトメータやオートケラトメータでは測定できず，球面レンズや円柱レンズでの矯正が不可能である。不正乱視をきたす疾患には，角膜形状の異常疾患である円錐角膜，ペルーシド角膜変性，球状角膜に加えて，角膜移植術後，白内障術後，屈折矯正術後などの眼科手術後，翼状片，輪部デルモイド，角膜混濁による角膜片雲，角膜外傷，ドライアイ，シェーグレン症候群などがある。細隙灯顕微鏡検査や眼底検査で異常がないにもかかわらず矯正視力が悪い場合には，その原因として不正乱視を疑う必要がある。不正乱視を簡便に検出するには，オートケラトメータ測定時のマイヤーリングを観察する，あるいはハードコンタクトレンズやピンホール板を使って視力が改善するかどうかを調べてみるとよい。

3 角膜の形状解析検査

　角膜不正乱視の最終的な診断には角膜形状解析検査を行う。現在普及している角膜トポグラファーは，ビデオケラトスコープの原理を用いたTMS（トーメー社），OPD（ニデック社）や，スリットスキャン式のOrbscan（ボシュロム社），Pentacam（Oculus社）があり，平滑さを表すSRI（surface regurality index）や非対称性を表すSAI（surface asymmetry index）などで角膜の形状異常を指数として表示したり，フーリエ解析を行うことで定量化できる。また，Hartmann-Shackセンサーなどの波面センサを用いての波面収差解析では，Zernike多項式による展開で高次収差を算出することができ，不正乱視成分の定性，定量が可能である（VIII-1参照）。

　フーリエ解析とは，角膜円周方向で屈折力分布をフーリエ変換することにより，0次からn次までの正弦曲線に分離して[4] 図6-1, 2 解析する方法である。0次の直流基本波は球面成分，1次の正弦波は非対称成分，2次は正乱視成分，3次以上は高次不正乱視成分であり，0次と2次の成分はレンズでの矯正が可能であるが，1次と3次以上はレンズでの矯正が不可能な成分である。角膜上に

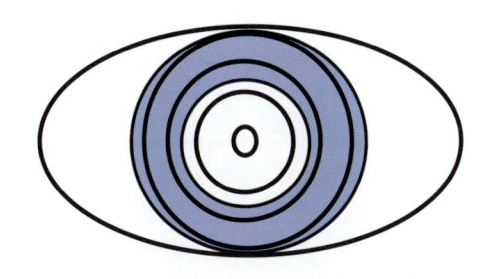

リング上ごとの屈折力分布を取り出す

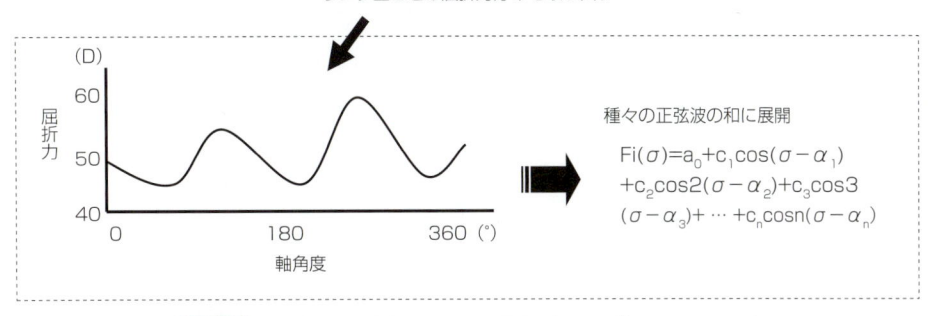

種々の正弦波の和に展開

$$Fi(\sigma)=a_0+c_1\cos(\sigma-\alpha_1)+c_2\cos2(\sigma-\alpha_2)+c_3\cos3(\sigma-\alpha_3)+\cdots+c_n\cos n(\sigma-\alpha_n)$$

図6-1 角膜形状解析のフーリエ展開（田中ら[4]による，2003）

カラーコードマップは角膜の屈折力分布を把握できるが定量はできない。そのため，フーリエ変換によりリング上ごとの屈折力分布（複雑な波形）を，正弦波（単純な波形）の和に分解して定量化する。

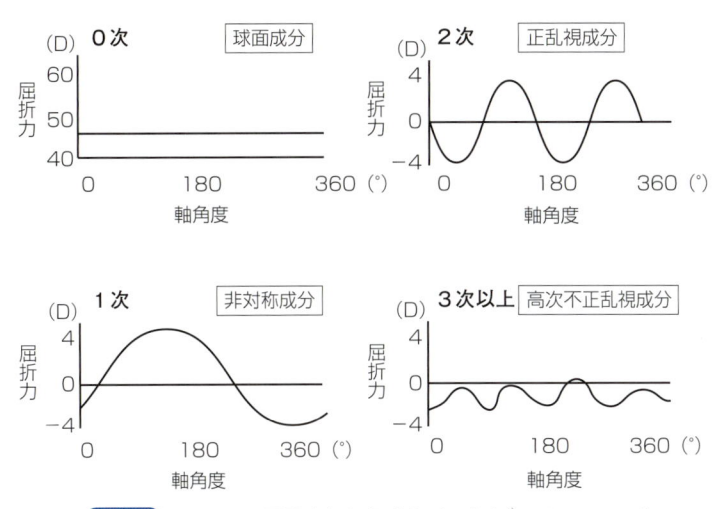

図6-2 フーリエ展開された各成分（田中ら[4]による，2003）

0次成分（球面成分）：360°平均された屈折分布
1次成分（非対称成分）：屈折力が最も大きな点と最も弱い点が180°対側の方向に位置するような屈折分布
2次成分（正乱視成分）：屈折力が最も大きな点（強主経線）と最も弱い点（弱主経線）が90°対側の方向に位置するような屈折分布
3次以上成分（高次不正乱視成分）：0次，1次，2次の各成分の合成曲線により近似しきれない部分（残差）

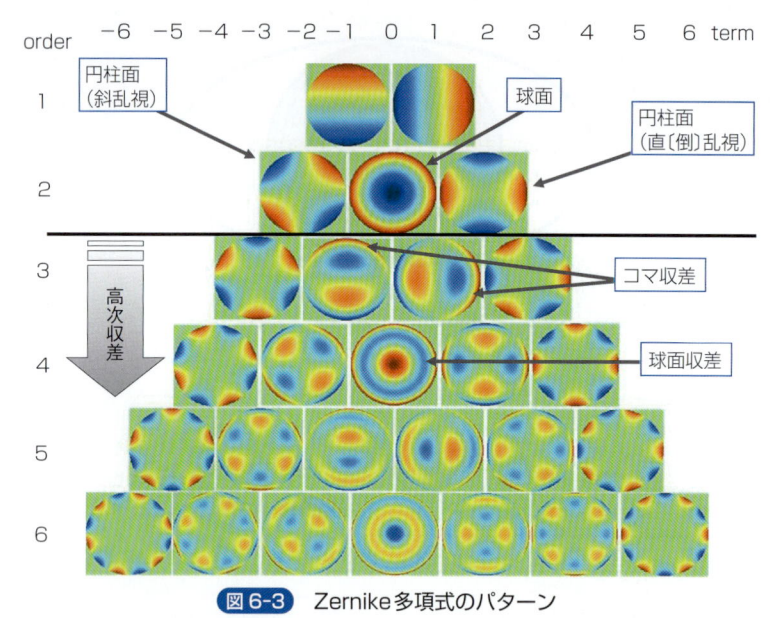

図6-3 Zernike多項式のパターン
収差がある場合の波面の状態をカラーコードマップで示している。暖色系は波面が進んでおり（屈折率が低い），寒色系は波面が遅れている（屈折率が高い）。

投影されたマイヤーリングの中心から2～9本が角膜中心約3 mmの範囲，10～16本が傍中心約5 mmの範囲に相当し，それぞれの領域内で加重平均した値がそれぞれの屈折成分となる。

波面収差解析とは，光を波面として捉えた場合の波面の遅れや進みで眼球全体の収差を算出する方法である。Zernike多項式[5]　図6-3　を用いて波面を展開すると，1次はプリズム成分，2次は球面レンズあるいは円柱レンズで矯正可能な成分，3次と5次がコマ様収差，4次と6次が球面収差に分解して表示される。3次以上を高次収差といい，不正乱視に相当する。

4 視力・屈折検査の留意点

前述のように多くの角膜疾患において不正乱視が合併していることから，瞳孔領中心部約3 mm径の範囲の屈折値を算出するオートレフラクトメータやオートケラトメータでの測定値が信頼できないことや測定不可能であることがある。この場合，角膜形状解析検査の結果を参照しながら乱視軸や量の見当をつけると，検査時間を短縮できる。

自覚的屈折検査を行う際には，不正乱視があれば特に，乱視表を使う方法よりもクロスシリンダーを用いる方が簡便で有用である。乱視表を用いる方法は雲霧量の予測が難しく，乱視表の濃淡の見え方が曖昧であることが多いため，被検者は答えにくく検査に手間取ることが多い。一方，クロスシリンダー法では，R-G（レッドグリーン）テストで最小錯乱円が網膜上に乗っていることを確認した状態で乱視検査を始めることができるうえ，被検者の答えが「1番か2番あるいは同じ」の3者択一であるため，答えを引き出しやすく，検査も短時間で済む。クロスシリンダーには±0.25 D，±0.5 Dと±1.0 Dがあり，視力や乱視量に応じて使い分けることができる。例えば，視力が低い場合や乱視が強い場合は±1.0 Dを，屈折矯正術後など，視力は良いが細かい調整が必要な場合は±0.25 Dを使うとよい。ただし，屈折力の分布が非対称である場合，クロスシリンダー法でも不正乱視によって濃淡が不均一となるため自覚的屈折検査は難しくなる。そのため，それを補うために，後述するフーリエ矯正などが利用できる。

球面レンズ度の調整にはピンホール板も有用で

図 6-4　スリット板

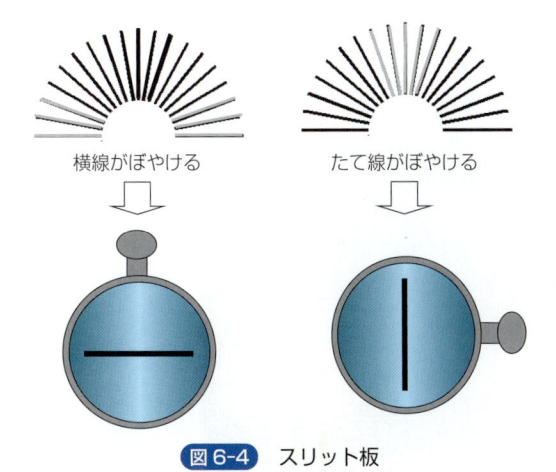

本文中①でのスリット板の用い方である。乱視表を見せて最もぼやける方向（軸）にスリット板のスリット方向を合わせる。
スリットと直交する方向（辺が短い方）ではピンホール効果が働くため屈折異常は検出できないが，スリット方向（辺が長い方）の屈折異常が検出可能である。

ある。ピンホール板を装着した上から球面レンズを交換して球面度数決定の参考とする。

また，スリット板を利用して乱視を測定することもできる 図6-4 [6)]。最良視力の出る球面度数決定後，雲霧をかけて最小錯乱円を網膜のやや前方におき，乱視表を見せて最もぼやける方向を軸（①）とする。スリット板のスリット方向（辺が長い方）を軸に合わせて，視標を見せて最良視力が出る球面レンズ度（②）を求めた後，スリット方向を90°回転させて再度最良視力が出る球面レンズ度（③）を求める。②が球面レンズ度数であり，円柱レンズ度数は②と③の差，軸は①となる。ただし，雲霧がうまくできていないと円柱レンズ軸と度を誤る危険性がある。

5 フーリエ解析や波面収差解析を利用した矯正

フーリエ解析を利用した矯正方法は，角膜形状解析装置より得られた測定結果をフーリエ変換し，正乱視成分と不正乱視成分を分離した後，正乱視成分で矯正する方法（以下フーリエ矯正）である。これによって矯正が難しい角膜疾患の症例でも，比較的短時間で乱視の軸と量を決定することができる。さらに，フーリエ矯正をした後にクロスシリンダーを用いて円柱レンズ度数を決定することも可能である。

同様に，波面収差解析によって得られた正乱視成分を円柱レンズの「度数」と「軸」として，また波面収差解析による球面レンズ度数を球面レンズの「度数」として矯正することもできる。これは屈折矯正手術後など自覚的屈折値とオートレフラクトメータの値が異なるような場合に，オートレフラクトメータの代わりに使用すると便利である。

上述のフーリエ解析や波面解析を利用する屈折検査は，自覚的屈折検査で円柱レンズの度数や軸の決定が難しい場合や，眼鏡処方などできるだけ有効で低い度数を選びたい場合に，円柱レンズ度数が有意に少なくなり，従来法より良い視力を確認することができる場合もあり，有用な方法であると考えられる[4)]。ちなみに，これらの方法を正常眼で使用した場合はオートレフラクトメータから矯正した場合と比較して結果に差はない。

以下に，TMSに搭載されているフーリエ解析ソフトを用いた矯正と，Hartmann-Shack波面センサーによる波面解析を用いた波面矯正の実例を示す。

a．フーリエ矯正

角膜移植術後 図6-5
①従来法による自覚的屈折値
　LV = (0.6 × C − 4.50 D Ax 160°)
②フーリエ矯正
　LV = (0.7 × S − 1.50 D ○ C − 2.25 D Ax 165°)
　←フーリエ解析のReg Astigの数値は正乱視の半分の値を示しているため「2.15(D)×2」に最も近い度数を円柱レンズ度数とし，軸はaxisの数値「75.58°」に90°を加えた数値とする。
③フーリエ矯正＋クロスシリンダー法
　LV = (0.7 × S − 1.50 D○C − 2.00 D Ax 165°)
　←クロスシリンダーを使って円柱レンズ度を調整する。

※従来法と比較して，フーリエ矯正の方が，より

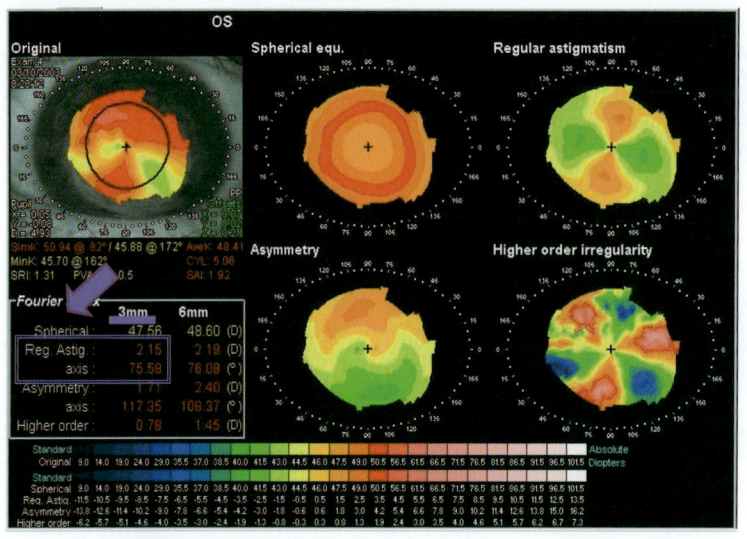

図6-5 TMSのAxial power mapとフーリエ解析
3 mm部分のデータを参照する。Reg Astigは正乱視成分の度数の半分を，axisは強主経線を表す。

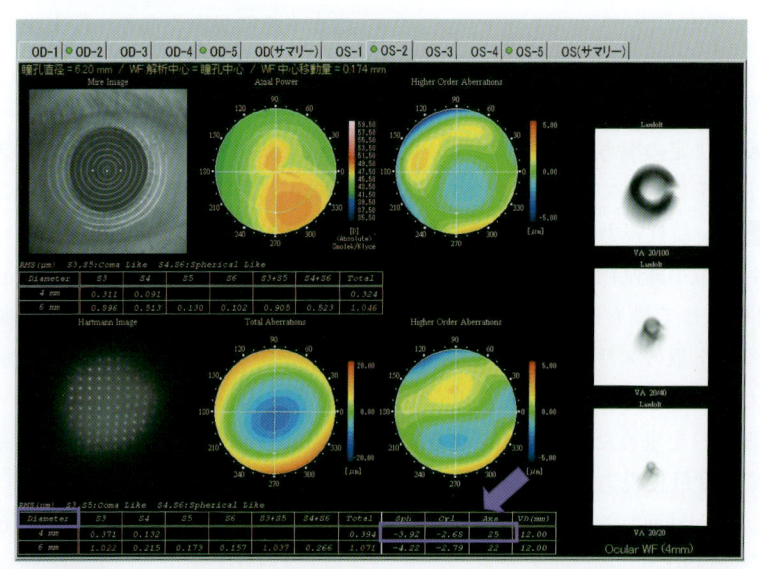

図6-6 Hartmann-Shack波面センサーのAxial power mapと波面解析
4 mm部分のデータを参照する。Sphは球面度数を，cylは乱視度数，axisは軸度を表す。

低い円柱レンズ度でより良い視力が得られた。

b. 波面矯正
　円錐角膜　**図6-6**
　①従来法による自覚的屈折値
　　LV ＝(0.7 × S − 4.00 D ◯ C − 0.50 D Ax 50°)
　②波面矯正
　　LV ＝(1.2 × S − 2.00 D ◯ C − 2.50 D Ax 25°)
　　←波面解析のSphの数値を球面レンズ度数とし，cylの値を円柱レンズ度に，axisの数値を軸とする。
　※従来法と比較して，波面矯正の方が良い視力が得られた。

● 参考文献 ●
1) 西信元嗣：早分かり眼光学，金原出版，東京，2004．
2) 別所健一郎，前田直之：Ⅷ屈折矯正学の基礎，1 光学系としての眼の特徴．眼科プラクティス 9 屈折矯正完全版，文光堂，東京，198-210，2006．
3) 木下茂，稗田牧：Ⅳ角膜疾患と屈折矯正，1 角膜疾患と屈折矯正―総論．眼科プラクティス 9 屈折矯正完全版，文光堂，東京，130-135，2007．
4) 田中仁菜，岡井佳恵，他：角膜不正乱視におけるフーリエ解析を利用した矯正効果の検討．日本視能訓練士協会誌 32：181-187，2003．
5) 前田直之：波面収差解析結果の読み方．角膜トポグラファーと波面センサー―解読のポイント，メジカルビュー社，東京，109-119，2002．
6) 梶田雅義：Ⅲ乱視検査，1 乱視表．眼科診療プラクティス 57 視力の正しい測り方，文光堂，東京，2000．

（阿曽沼早苗，前田直之）

memo

VI. 眼疾患のある症例で注意すべき視力・屈折検査の進め方

2. 水晶体疾患

1 水晶体の構造

水晶体crystalline lensは水晶体嚢lens capsule, 水晶体上皮細胞lens epithelial cell, 水晶体皮質lens cortex, 水晶体核lens nucleusで構成される透明な凸レンズ状の臓器 図6-7 で, 主な役割は屈折, 調節と紫外線の吸収である[1]。水晶体の前面の中心を前極anterior pole, 後面の中心を後極posterior pole, 辺縁を赤道部equatorといい, 前後径4〜5mm, 赤道径9mm, 重量約0.2gである[2]。

水晶体の代謝に必要な物質は主として前房水から供給され, 代謝物質には糖質, 蛋白質, 脂質, 無機イオンおよび核酸などが関与している[1]。

水晶体を包む水晶体嚢は前極部と赤道部付近の嚢が最も厚く, 後極部は薄い。構造は基底膜であるが, 通常の基底膜と細胞の関係とは逆で, 基底膜面が外方に向いている。前嚢直下には立方上皮の水晶体上皮細胞が単層で存在し（後嚢には存在しない）, 赤道部で分裂, 伸展, 増殖, 分化を繰り返し, 生涯にわたって水晶体線維lens fiberを生産する。水晶体線維は古いものから順に水晶体中央の核に押し込められるため, 成人核は年齢とともに増大し重量および厚みを増すが, その一方で柔軟性を失い硬度を増す[3]。また, 核は加齢とともに黄色着色物質と蛍光物質が増加するため, 短波長の透過が落ちる（吸収される）[4]。

2 白内障

a. 加齢白内障
1) 病態

水晶体の代謝障害よる一種の老化現象である。混濁病型[5]は多様であるが, 臨床上多くみられる病型として皮質, 核, 後嚢下の3病型について診断することが基本となっている。2002年に病型の統一診断基準として発表されたWHO診断基準では, 6.5mm以上の散瞳状態で皮質および後嚢下白内障が徹照像で明瞭な陰影として捉えることが可能な混濁について, 皮質白内障では楔状あるいは輪状に広がる皮質混濁の広がりの合算から, 核白内障では核の混濁程度から, 後嚢下白内障では水晶体中央3mmにかかる混濁の程度から, それぞれ4段階に分類され診断される。

一方, 患者の自覚症状は混濁病型と必ずしも一致しておらず[6], 一般に皮質白内障は瞳孔領中央に混濁がなければ視力への影響はなく, 核白内障および後嚢下白内障では混濁の程度が強くなると著明な視力低下を示すが, 視力が良好であっても羞明やかすみ感などの視機能障害を訴える患者は少なくない。

治療は, 初期には混濁の進行を遅らせる目的で

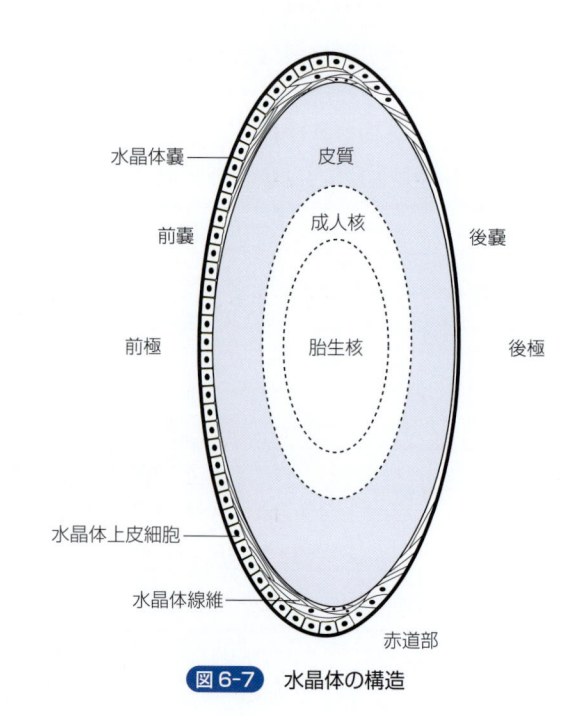

図6-7 水晶体の構造

点眼療法を行う場合もあるが，根治的治療は手術であり，最近は超音波水晶体乳化吸引術で混濁した水晶体を除去し眼内レンズ（人工水晶体 intraocular lens：IOL）を挿入する白内障眼内レンズ手術が一般的である．手術に際しては，水晶体混濁の程度と，患者の視機能障害あるいは職業上の不自由さなどを正しく把握し，評価して適応を決定する．

2）視力・屈折検査の進め方

①術前

屈折状態は，一般に皮質白内障では水晶体の弾力性が低下するため遠視化傾向となり，核白内障では近視化する．オートレフラクトメータを用いた屈折検査では，皮質白内障は水晶体周辺部から混濁が始まるため，ある程度混濁が進行しても屈折度数を測定することは可能であるが，核白内障および後嚢下白内障では測定光が混濁部位によって乱反射あるいはブロックされるため，視力が良好でも測定不能か，全く見当違いのデータが得られることが多い．オートレフラクトメータのモニター画面に写る患者の瞳孔領を観察すると，測定用ボタンを押した直後に混濁した部位に測定光が反射する様が観察できるので，それによって混濁の有無あるいは程度を知ることができる．

視力検査では，上述したように視力と患者の自覚する視機能障害が一致しない場合が少なくないので，「かすんで見える」，「暗く見える」，「まぶしい」あるいは「急に視力が悪くなった」などの患者の訴えを視力の良否にかかわらず，一緒に記録することが大切である．また，オートレフラクトメータによる屈折検査が不能な核白内障では強度近視化している場合があるので，レンズ交換法で裸眼に対して−0.50 D あるいは−1.00 D などの小さいレンズ度からレンズを交換して適切な度数を求めようとしても，見え方の変化がわからない患者がいる．このような場合は，いきなり−4.00 D あるいは−5.00 D を装用し，見え方の変化を患者に尋ねることも有効である．

②術後

屈折検査では，オートレフラクトメータおよびケラトメータで屈折検査と角膜曲率半径計測を行い，その値を参考に自覚的屈折検査を行う．最近のオートレフラクトメータでは IOL モードが装備されているので，通常の測定方法で測定光の IOL への反射によりエラーとなる場合は IOL モードで測定するとデータが得られる．また，後発白内障（後述）など，何らかの理由によりデータが得られない場合は，人工水晶体眼の乱視は角膜乱視が主体となるため，角膜曲率半径計測で得られた乱視度および乱視軸を参考に自覚的屈折検査を行う．なお，乱視軸の微妙な誤差が良好な術後視力獲得の妨げとなる場合が少なくないので，乱視軸の決定にはクロスシリンダーなどを用いた微調整を行うことが有効である．

視力検査は，通常の検査手順で進めて差し支えないが，検者は術後患者特有の訴えを聞き逃さない姿勢が必要である．例えば，術前に医師との相談で決定した術後屈折度や，術後に調節力を失うことを十分に理解していない場合は，「せっかく手術したのに（裸眼で）よく見えない」とか「遠くは良く見えるようになったが近くが見えない」などを訴える．また，片眼のみを先に手術した場合は，左右眼それぞれで見たときの色調の違いを訴える場合や，「手術したら急に手術していない方の眼が見えなくなった」などを訴える．加えて，片眼白内障により両眼視が困難となり眼位ずれを生じている場合は，術前に視力不良のため気付かなかった複視を自覚する場合もある．これらの訴えの多くは適切なレンズ矯正やプリズム装用によって解消することも少なくないので，患者の訴えに真摯に耳を傾け，主治医に患者の訴えを正確に伝えるとともに，可能な限り対応することが大切である．

なお，何らかの理由で IOL 挿入が不可能な場合[7]は術後強度遠視となる．屈折矯正は，片眼性の場合はコンタクトレンズ，両眼性の場合はコンタクトレンズか遠視度の強い厚い凸レンズ眼鏡が適応となる．ただし，厚い凸レンズ眼鏡ではプリズム効果，視野狭窄あるいは輪状暗点によるびっくり箱現象が発生するため，視力検査では患者の安全を確保したうえで，これらの現象を実際に体

験させて明確に認識させることが大切である。特に，眼鏡処方検査で装用練習を目的に歩行を促すと患者が転倒して負傷することがあるので，介助なしの歩行練習は避ける。

b. 後発白内障
1）病態
嚢外摘出による白内障手術後に前嚢下に残存した水晶体上皮細胞の創傷治癒機転の結果，前嚢，後嚢に混濁が生じることによって発生する[8]。

2）視力・屈折検査の進め方
屈折検査および視力検査では，前述した後嚢下白内障術前と同様の所見を呈する。屈折検査は測定不能となることが多いので，角膜曲率半径測定により得られた乱視度および乱視軸を参考に自覚的屈折検査を行う。視力は混濁の程度によって左右されるが，患者は一様に「手術した直後は良く見えたのに今は見えない」と訴え，前回受診時に得られた視力値より低下していることが多い。

混濁が進行し視機能障害の程度が強くなった場合は，通常，ヤグ（YAG）レーザーによる後嚢切開術を行う。術後は，ほとんどの患者が白内障術後とほぼ同様の屈折度数で，後発白内障発生以前の視力を回復する。

c. IOLの位置異常
1）病態
IOLの位置異常は水晶体嚢の亀裂，Zinn小帯の断裂あるいは損傷，水晶体皮質の残留，IOLの非対称性固定あるいは非対称性嚢収縮などが原因で生じる。患者は無自覚な場合もあるが，視力障害，グレア，複視などを自覚することが多い。硝子体内へ落下する前に偏位したIOLを抜去し，新たなIOLを嚢外あるいは毛様溝に縫着させて再固定する。

2）視力・屈折検査の進め方
視力障害を主訴に来院した患者が後発白内障と異なる点は，オートレフラクトメータによる屈折検査でデータの正確性は別として屈折度数が測定できる場合が多いこと，測定光によりモニター画面上で患者の瞳孔領に偏位したIOLが比較的容易に観察できることである。屈折検査に際しては，データを得ることにのみ終始せず，測定ボタンを押した直後の患者の瞳孔領を注意深く観察することが大切である。また，偏位の程度によっては散瞳でIOLが硝子体内へ落下する危険もあるため，屈折検査時にこのような所見を認めた場合は医師に速やかに報告するなどの配慮が必要である。

自覚的屈折検査および視力検査では，IOLの偏位が小さい場合は前回までと同様の所見が得られるが，大きく偏位した場合は何とか視標を明視しようとして異常な頭位を示したり 図6-8，無水晶体眼のように強い凸レンズで屈折矯正できることがある。IOLの偏位している位置と患者の他覚的

症例：58歳男性
主訴：左眼）白内障手術で挿入したIOLが外れかかっているため当科紹介受診
検査所見：
　　視力　vs=(0.15×IOL⊃S－4.00 D⊃C－1.00 D Ax 140°)
　　　　　　通常の頭位で見ると光が邪魔をして視標が見えない
　　　　　vs=(1.0×IOL⊃S－4.00 D⊃C－1.00 D Ax 140°)
　　　　　　chin up, face turn to rightで下目づかいにすると良好な視力が得られる
　　右眼前眼部所見

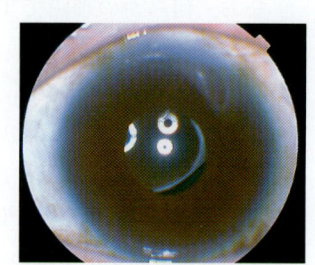

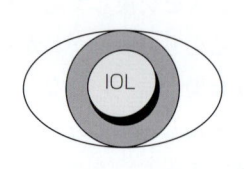

IOLが外れ右上に偏位している

図6-8 IOLの位置異常

2. 水晶体疾患

および自覚的所見は必ずしも一致しないこともあるので，他覚的に得られたデータに固執することなく，患者の訴えを注意深く聞きながら自覚的検査で柔軟に対応することが大切である。

d. 先天白内障
1）病態

遺伝または妊娠中の風疹罹患などが原因となって起きる水晶体の先天性混濁である。一般に成長による混濁の進行がないものと，幼少時に急速に進行するものとがある。

先天白内障は小眼球や眼振を伴っているものが多く，これらは術後に十分な矯正視力が得られない。また，片眼性の先天白内障は弱視の原因となるので，手術時期，術後の視力管理が両眼性の場合と異なる。

治療は，水晶体混濁の程度が強く形態覚遮断の可能性が高い場合は，発見され次第できるだけ早期に手術を行うが，加齢白内障の手術と異なる点は，患者が成長期にあるため眼球および視機能の発育により術後の屈折度数が変化すること，炎症が強いことなどである。IOL挿入には長期予後の観点から慎重な意見をもつ医師が多い一方で，積極的に用いる医師もあり，わが国ではなお統一された見解が得られるまでには至っていない。IOLを挿入しない場合は，術後の強度遠視に対してソフトコンタクトレンズあるいは眼鏡により患者の屈折および視力を管理する。

2）視力・屈折検査の進め方

術後の屈折矯正は直ちに開始することが原則であるが，患者が新生児あるいは乳児であるため検査の実施が困難な場合が多い。そこで，術後屈折矯正に必要な角膜曲率半径計測，眼軸長測定および術後屈折検査は術直後の全身麻酔下で行い，矯正度数を決定する。屈折矯正は，白内障が片眼性の場合はソフトコンタクトレンズ 図6-9 あるいはIOL挿入，両眼性の場合はソフトコンタクトレンズと眼鏡 図6-10 の併用あるいはIOL挿入となる。

術後管理における屈折検査では，すでに水晶体を除去しているため調節麻痺薬を使用しなくても精度的には差し支えないと考えられるが，IOL挿入眼の場合には偽調節[9,10]に留意し，トロピカミドあるいは塩酸シクロペントラートを用いた屈折検査を行うとよい。新生児や乳児には検影法あるいは乳幼児用オートレフラクトメータを用いた他覚的屈折検査を行い，自覚的な応答が可能な年齢に達した患者には他覚的屈折検査で得られた屈折度を参考に自覚的屈折検査を行う。

自覚的屈折検査および視力検査では成人の検査と同様にレンズ交換法を行うが，無水晶体眼に使用する球面レンズは遠視度数が大きいため，検眼枠の装着位置によって矯正効果が変化することを考慮する必要がある。そこで，実際の眼鏡を想定し，検眼枠を装用した状態で患者の頂点間距離12 mmの位置に最も強い球面度数を入れて検査を

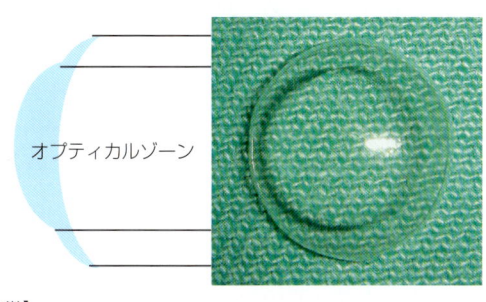

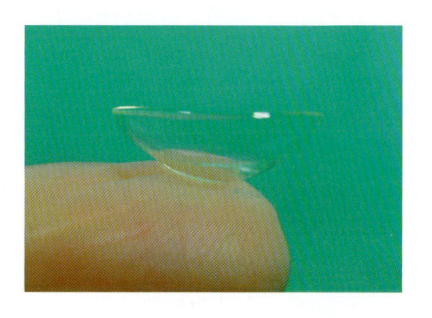

【特徴】
- 生体適合性ポリマー素材を使用し，酸素透過性に優れている
- レンズに含まれた水分を通して角膜に酸素を供給し，レンズのポンピング作用により涙液交換を促す
- オプティカルゾーンの度数は＋7〜＋18Dまで0.5D間隔，＋18〜＋20Dまで1.0D間隔で処方が可能
- 0歳から9歳未満でレンズ費用の療養費給付申請が可能

（資料提供：㈱SEED）

図6-9 白内障術後のソフトコンタクトレンズ

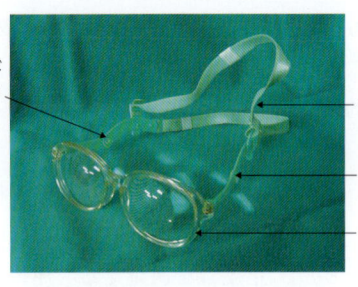

【特徴】
- 高屈折度レンズでも軽い眼鏡になるようフレーム素材を工夫している
- 動きの活発な幼児にも対応できるようヘッドバンドが2カ所ある
- 0歳から9歳未満で眼鏡費用の療養費給付申請が可能

【眼鏡の利点】
- 乱視が正しく矯正できる
- コンタクトレンズのような紛失や着脱時の煩雑さが極めて少ない

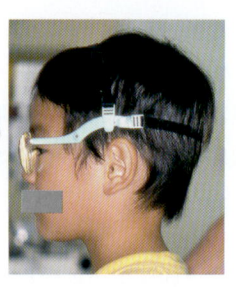

(資料提供：㈱オグラ)

図6-10 白内障術後の乳幼児用眼鏡

進める。患者が乳幼児の場合は視力検査が不可能な場合もあるが，就学以降は遠見視力検査とともに近見視力検査を適宜実施し，近業が困難でないかについても遠見視力と同様に管理する。

水晶体の混濁の程度が強くない場合は，手術せずに経過観察となる。屈折および視力検査方法は通常の検査手技と同様であるが，水晶体混濁の程度によっては他覚的屈折検査が困難となるため，角膜曲率半径を同時に測定して角膜乱視度数を参考に自覚的屈折検査を行うとよい。

3 水晶体位置異常

水晶体位置異常には水晶体偏位と水晶体脱臼がある。先天性で水晶体の移動がみられない場合が偏位，後天性で水晶体が移動する場合が脱臼（亜脱臼を含む）である。

a. 病態

水晶体偏位[11]は，Zinn小帯の減数や伸展などの形成異常に起因する水晶体の先天性位置異常である。水晶体偏位は眼単独症として認められるほか，Marfan症候群などの全身疾患に合併する場合も多い。Marfan症候群の水晶体偏位は通常は内上方へ偏位している 図6-11 。水晶体偏位は，後天的にZinn小帯が緩んでくると水晶体亜脱臼を併発し，頭位によって水晶体の位置が変動するようになる。また，瞳孔領に有水晶体部と無水晶体部

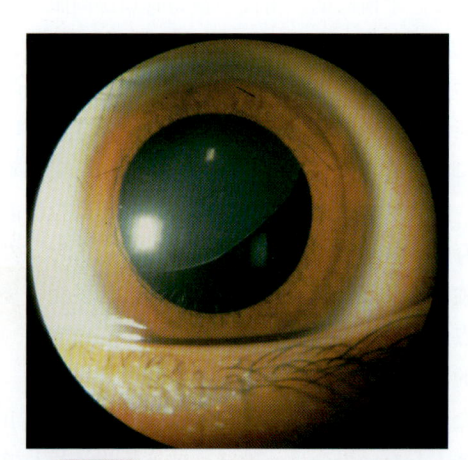

図6-11 Marfan症候群の水晶体偏位
水晶体は内上方へ偏位している場合が多い。

が存在するため，単眼複視を自覚することがある。

水晶体脱臼は，外傷などの原因によりZinn小帯の断裂あるいは損傷により生じる後天的な水晶体の位置異常で，通常下方に偏位している。水晶体の偏位の程度により，水晶体が完全に瞳孔領から見えなくなった状態を水晶体脱臼，水晶体が部分的に瞳孔領に残っている状態を水晶体亜脱臼という。水晶体脱臼は，水晶体偏位と同様に単眼複視を自覚する。

両者はともに，屈折矯正が困難な患者や，偏位が高度で緑内障併発の危険性が高い患者に対しては水晶体を切除する。

2. 水晶体疾患 ● 95

自然瞳孔
水晶体が偏位して
いる所見は認めら
れない

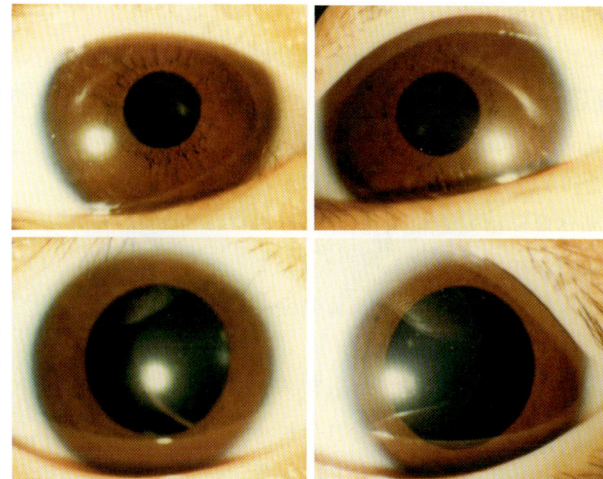

散瞳下
水晶体が偏位して
いる所見が認めら
れる

図6-12　Marfan症候群の水晶体偏位の実際

症例：4歳女児
現病歴：3歳頃より頭を左へ傾けて絵を書くのに家族が気付き，近医を受診し両眼の水晶
　　　　体位置異常を指摘された
検査所見：
　　　　頭位をまっすぐにした場合
　　　　　　vd＝0.05　右眼水晶体は外下方へ脱臼
　　　　　　vs＝0.05　左眼水晶体は下方へ偏位

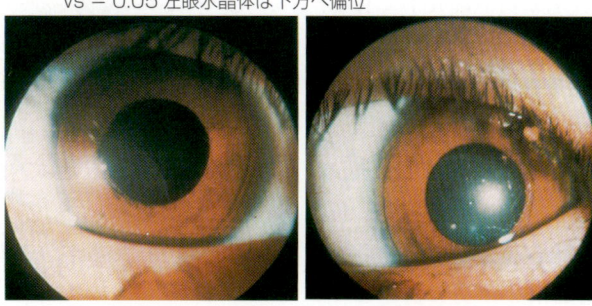

右眼）屈折は＋18.5 D　　　左眼）屈折は－13.0 D

　　　頭位を左に傾けた場合
　　　　vd＝0.2（0.2×S＋2.00 D）右眼水晶体は瞳孔領を覆う
　　　　vs＝0.05（0.5×S－12.0 D）左眼水晶体はやや下方へ偏位

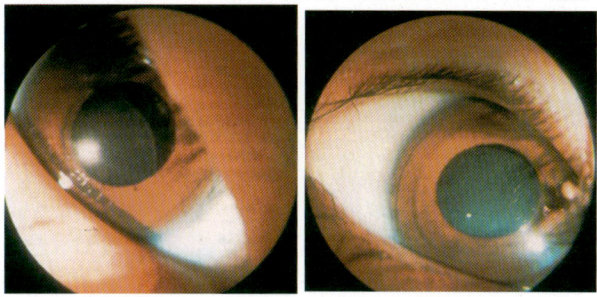

右眼）屈折はS＋2.00 D　　　左眼）屈折はS－12.0 D

図6-13　水晶体脱臼による眼性頭位異常の一例

b. 視力・屈折検査の進め方

屈折検査に先立ち，まず水晶体偏位の有無と程度を確認する。図6-12の症例は，自然瞳孔の状態では水晶体の偏位は認められないが，散瞳すると両眼ともに水晶体が内方に偏位しているのがわかる。一般に水晶体偏位はMarfan症候群にみられることが多いので，同年齢の児より背が高く，細く長い指をしている小児をみたら水晶体偏位を疑うことが大切である。

屈折検査では，調節麻痺薬を使用し，散瞳下で有水晶体部と無水晶体部の屈折度数をそれぞれ測定する。通常のオートレフラクトメータでは両者を測定することが困難なため，検影法，手動式レフラクトメータあるいはポータブルレフラクトメータを用いて意図的に両者の屈折度数を可能な限り測定する。屈折度数は，無水晶体部で強度遠視を呈するが，有水晶体部の屈折度数は多様であり，強度近視を示す場合も少なくない。自覚的屈折検査および視力検査では，患者が自然瞳孔下で有水晶体部あるいは無水晶体部のどちらを使用しているのかを調べ，患者の視的条件に合った適切な屈折矯正を行うことが大切である。一般に，無水晶体部を使用している方が屈折矯正が容易で，視力の予後も良好である。また，まれではあるが，良好な視力を得るために頭位異常を示す場合もある[12]図6-13。さらに，水晶体が上方に偏位している場合，遠方は有水晶体，近方は無水晶体と使い分けるとよい場合があり，この場合には遠近両方の眼鏡が必要となる。

水晶体位置異常に対しては，先に解説したIOLの位置異常と同様に，患者が最も明視しやすい状態を把握し，その状況での屈折状態および視力を調べることが大切である。

● 参考文献 ●

1) 長田正夫：水晶体の正常構造と代謝．丸尾敏夫，他編，眼科学Ⅰ．文光堂，東京，201-203，2003．
2) 所敬，吉田晃敏編：Section 1 解剖・発生 e. 水晶体．現代の眼科学第9版，金原出版，東京，9-10，2006．
3) 大鹿哲郎：Ⅱ小切開創白内障手術の基礎 水晶体の解剖と生理学．小切開創白内障手術，医学書院，東京，13-14，2001．
4) 小林義治：Ⅰ視器の機能解剖学 1. 視覚器 1眼球 4) 内容 b) 水晶体．丸尾敏夫，他編，視能学増補版，文光堂，東京，10-11，2006．
5) 佐々木洋：白内障の混濁度の評価．谷口重雄，他編，すぐに役立つ眼科診療の知識 白内障，金原出版，東京，23-27，2006．
6) 秋山邦彦，山田昌和：白内障の診断．谷口重雄，他編，すぐに役立つ眼科診療の知識 白内障，金原出版，東京，11-16，2006．
7) 三宅三平：白内障術後に眼内レンズが入れられない．加藤桂一郎，他編，眼科診療プラクティス82 眼鏡のトラブル，文光堂，東京，66-67，2002．
8) 茨木信博：後発白内障．谷口重雄，他編，すぐに役立つ眼科診療の知識 白内障，金原出版，東京，169-172，2006．
9) 菅野誠，江口秀一郎：眼内レンズ―近方または遠方など距離によって見にくいところがある．加藤桂一郎，他編，眼科診療プラクティス82 眼鏡のトラブル，文光堂，東京，68-71，2002．
10) 福山誠：偽調節のメカニズム．眼科手術 14：177-181，2001．
11) 野村耕治：水晶体．初川嘉一，他編，眼科診療プラクティス100 小児眼科プライマリ・ケア，文光堂，東京，56-60，2003．
12) 岩重博康，久保田伸枝：眼科図譜249 水晶体脱臼による眼性頭位異常．臨眼 32：1196-1197，1978．

〈久保田伸枝，臼井千惠〉

VI. 眼疾患のある症例で注意すべき視力・屈折検査の進め方

3. 屈折矯正手術

屈折矯正手術の症例数は増え続けており，通常の外来で手術を希望する患者，あるいは既に手術を受けた患者に遭遇する機会は確実に増えている。本項では，これらの患者に対して，基本となる視力検査を進めるうえでの留意点について記す。

1 屈折矯正手術の現状とその理論

現状では，エキシマレーザーを用いた屈折矯正手術，特にLASIK（laser in situ keratomileusis）が主流であるが，それ以外にも 表6-1 に示したような屈折矯正手術が施行されている。これらの手術法のメカニズムは以下のように分けて考えるとわかりやすい。

1）切開

角膜をある程度以上の深さまで切開すると，その部分は眼圧に押されて外に向かって突出する。すなわち，角膜の傍中心部を切開すると切開部の角膜曲率はスティープ化するが，カップリング効果（ある部分の形状が変化すると隣り合う部分はそれとは逆の形状変化をきたす）によって角膜中心部の形状はフラット化する 図6-14 。この理論を近視矯正に応用したのがRK（radial keratotomy）である。また，乱視矯正のためにスティープな方向の角膜を円周方向に沿って切開するAK（astigmatic keratotomy）もこの理論にもとづいている。

2）切除

エキシマレーザーを用いた屈折矯正手術は，角膜組織を切除することにより効果を発揮する。近視矯正においては角膜中央部を多く切除して平坦化する。LASIKやLASEKなども，角膜組織を切除して形状を変化させる原理は同じである。

3）挿入

ICRS（intrastromal corneal ring segment）は，PMMA製の2本の弧状リングを傍中心部の角膜実質内に挿入する手術で，挿入部の体積を増やしてスティープ化させ，カップリング効果で中央部をフラット化させる。ここにあげた手術で唯一，リングを除去することでほぼ元に戻すことができるという可逆性を有する。角膜に対する手術ではないが，有水晶体眼内レンズ（phakic IOL）もこの範疇に入る。

4）拘縮

Conductive keratoplastyは，角膜周辺部に円周状にラジオ波を照射して実質のコラーゲンを収縮

表6-1　屈折矯正手術の種類

レーザー屈折矯正手術
　LASIK（laser in situ keratomileusis）
　surface ablasion
　　PRK（photorefractive keratectomy）
　　　conventional PRK
　　　transepithelial PRK
　　LASEK（laser-assisted subepithelial keratectomy）
　　Epi-LASIK
　Conductive keratoplasty（遠視用）
レーザー以外の屈折矯正手術
　角膜屈折矯正手術
　　ICRS（intracorneal ring segment）
　　RK（radial keratotomy）
　　AK（astigmatic keratotomy）
　角膜以外の屈折矯正手術
　　phakic IOL
　　clear lens extraction

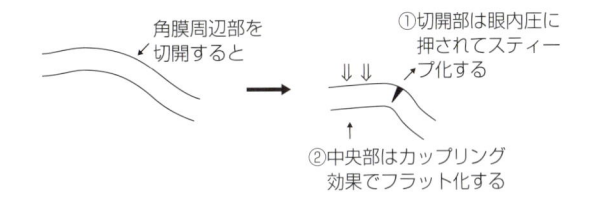

図6-14

させ，その部の角膜を拘縮させてフラット化させることで中央部のスティープ化を起こさせる手術である。瞳孔領に手を加えないという利点をもつ。

近視矯正を行う場合，これらの手術はいずれも本来の角膜形状のプロフィールを変化させる。すなわち，角膜は生理的に中央部がスティープで，周辺に行くほどフラットな形状（prolate）をもつが，術後には中央部がフラットなoblate形状に変化する 図6-15。角膜はprolateな形状の方が光学的に有利であるといわれており，屈折矯正手術後には収差の増加などの面で不利となる。光学的には，角膜形状を変化させないphakic IOLなどの方が有利であるが，一方で眼内手術が必要というマイナス面も有する。

2 屈折矯正手術の適応

屈折矯正手術を希望する患者の術前検査で重要なのが，一つは手術適応に問題がないかどうかのチェック，もう一つは患者の手術に対する期待（希望）を明確にすることである。手術適応で引っかかるのは，眼疾患がある場合と矯正度数が限度を超えてしまう場合が多い。

眼疾患でまず注意が必要なのが円錐角膜である。円錐角膜の患者は，眼鏡やコンタクトレンズで得られる視機能に不満をもっていることが多く，患者数の割に屈折矯正手術矯正を希望して来院する比率が高い。不正乱視や収差，コンタクトレンズの装用感不良に起因すると推測される。円錐角膜に対する屈折矯正手術は現在までのところ禁忌とされているので，術前にこれを検出することは重要である。詳しくは角膜トポグラフィが決め手となるが，屈折検査の段階でも強度の近視，乱視，不正乱視による裸眼と矯正視力の乖離などから，ある程度判断できる場合も多い。

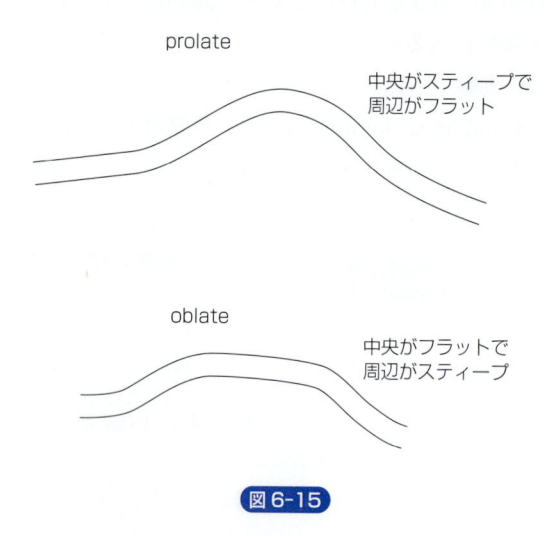

円錐角膜以外にも，表6-2 のような疾患や異常の有無をチェックする必要がある。白内障や緑内障などの眼疾患は細隙灯顕微鏡や眼圧検査，眼底検査などによる検出が主になるが，抗精神病薬の服用などは問診によってのみ明らかとなるので，注意が必要である。

屈折度数の限界については，日本眼科学会から平成16年2月に出された屈折矯正手術のガイドラインをもとに適応が決められる 表6-3。

3 屈折矯正手術前の視力検査

屈折矯正手術前の視力検査を正確に行うことは何にもまして重要である。矯正度数が定まることで手術の適応の有無も決まってくるし，それに従って術式の選択も影響を受ける。注意点は以下のようなものがある。

1）コンタクトレンズ装用者では検査前の一定

表6-2　屈折矯正手術の禁忌と注意を要する例

禁忌
1. 活動性の外眼部疾患
2. 円錐角膜，角膜変形
3. 白内障，特に核白内障
4. 活動性の内眼部炎症
5. 重症の糖尿病，アトピー性疾患など創傷治癒に影響を与える可能性のある全身性あるいは免疫不全疾患
6. 妊娠中あるいは授乳中
7. 20歳未満

注意を要する例
1. 抗精神病薬服用
2. 緑内障
3. 結合織疾患
4. ドライアイ
5. 角膜ヘルペスの既往
6. 屈折矯正手術・角膜手術の既往
7. 屈折状態が不安定
8. 術後の通院，服薬が困難

prolate
中央がスティープで周辺がフラット

oblate
中央がフラットで周辺がスティープ

図6-15

期間，レンズの装用を中止してもらう必要がある。特にハードコンタクトレンズでは長期間装用すると角膜の歪みcorneal warpageをきたし，屈折や角膜形状が異常となる場合がある。

　2）通常の視力検査に加えて，調節麻痺薬点眼を使用した屈折検査も行う。

　3）調節麻痺薬の影響がなくなった時点でもう一度，その検査結果にもとづいて視力検査を行う。他覚的な屈折検査はもちろん重要であるが，屈折矯正手術において矯正量決定の決め手になるのは，やはり自覚的視力検査である。

　4）近業が多い人の場合は特に，屈折矯正手術後の見え方のシミュレーションを行う。

　5）優位眼の検査；矯正度数決定に際して，どちらの眼が優位眼であるかが参考となる場合がある。

　6）手術直前に再度視力検査を行い，以前の検査結果と大きな違いがないかを確認する。コンタクトレンズ装用者などで屈折値が不安定な患者さんには特に必要である。

4 屈折矯正手術前の他覚的屈折検査

1）調節麻痺薬を用いる前の他覚的屈折検査

　調節麻痺薬を用いない状態でのオートレフラクトメータによる他覚的屈折検査には調節が介入しやすく信頼性は低いため，成人であっても調節麻

表6-3 日本眼科学会「エキシマレーザー屈折矯正手術のガイドライン（平成16年2月版）」（文献1より抜粋）

①近視PRKについては，前回どおり矯正量の限度を原則として6Dとする。ただし，何らかの医学的根拠を理由としてこの基準を越える場合には，十分なインフォームド・コンセントのもと，10Dまでの範囲で実施することとする。なお，LASEK (laser epithelial keratomileusis）による近視矯正については近視PRKに準じるものとする。
②近視LASIKについては，諸外国の成績などを踏まえ，当分はPRKに準じて実施すべきこととする。なお，矯正量の設定に当たっては，術後に十分な角膜厚が残存するように配慮しなければならない。
③遠視LASIKについては，諸外国の成績などを踏まえ，矯正量の限度を6Dとして実施すべきこととする。

痺薬を用いた屈折検査が重要である。

2）調節麻痺薬を用いた他覚的屈折検査

　調節麻痺薬としてトロピカミド（商品名ミドリン®）を用いた他覚的屈折検査を導入している施設もあるようだが，表6-1に示したようにミドリン®では成人でもかなりの調節力を残す[1]。調節麻痺効果を得るためには，塩酸シクロペントラート（商品名サイプレジン®）の点眼による他覚的屈折検査を行うことが望ましい。

5 屈折矯正手術前の自覚的屈折検査 [2, 3]

1）球面レンズの決め方

　球面レンズの決定は，サイプレジン®点眼で得られた他覚的屈折値よりもややプラス側の球面度数から測りはじめ，0.25Dずつマイナス側にシフトしていく。1.0以上の視力が得られた時点から赤緑テストをそのつど施行しながら，最高視力が出るまで測定する。

2）円柱レンズの決め方

　円柱レンズの決定にはクロスシリンダーと乱視表を併用する。

①クロスシリンダーを用いた検査法

　最良の視力が得られた最もプラス側のレンズに，仮の円柱度数を加え，その円柱度数の1/2のプラスの球面レンズを入れ，クロスシリンダーの表裏の見え方が同じになるように軸と度数を加減する。

②乱視表を用いた検査法

　乱視表が均一に見えるかどうかを確認する。円柱度数の1/2を雲霧し，放射線乱視表のボケている方向に凹円柱レンズの軸を強めていく。乱視表が均一になるまでこの操作を行う。

　上記①と②の操作を併用し，最初に①のクロスシリンダーで軸と度数の加減をし，②の手順で乱視表の見え方を確認する。最終的に，円柱レンズの軸と同一方向の放射線乱視表が濃く見えることのないように円柱度数を決定する。

　上記で円柱度数を決定したら，再度球面レンズの決め方の手順に戻り，プラス側から0.25Dずつシフトして視力を測定する。測定した値は全て記載し，後のシミュレーションで使えるようにして

おく。

6 屈折矯正手術前の矯正度数の決定

全ての患者が遠方完全矯正度数で矯正するわけではなく，患者のニーズに合った度数を選ぶことが必要である。注意点には以下のようなことがある。

1）サイプレジン®点眼による他覚的屈折値の考慮

自覚的屈折値がサイプレジン®点眼による他覚的屈折値よりもマイナス側であった場合でも，サイプレジン®点眼時の他覚的屈折値を超えないように度数を決定している。

2）見え方のシミュレーションを行う

患者のニーズや生活スタイルによっては，やや近視を残す場合もある。特に近方作業の多い方や老視の年代などは，患者の希望をよく聞く必要がある。

①近見シミュレーション

屈折矯正手術を行った場合に近方がどのような見え方になるのかを体験してもらう。遠方矯正度数を装用して近方を見てもらうのが基本であるが，特に40歳前後の方には近方の見えにくさを理解してもらえるように，$-1D$程度を負荷した状態でシミュレーションを行う。

②モノビジョン

上記のシミュレーションにおいて患者が近用眼鏡装用を望まなかった場合，モノビジョンを検討することもある。不等像が起きないよう，検眼レンズではなくコンタクトレンズを用いて行う。優位眼を遠見，非優位眼を近見に合わせ，1.50D程度の左右差をつける。違和感がないかどうかを十分に確認するため，できれば階段の昇り降りなどを体験してもらい，バランスが悪くないか等を聞いてみるとよい。

3）角膜厚による限界の考慮[4]

術前の角膜厚500μm以上，残存ベッド厚275μmの基準で行っているため，矯正度数の限界はガイドラインの限界と同じ約$-10D$以下の近視となる。$-10D$以上の患者は対象外とするか，もしくは$-10D$までの切除のみ行うこととなる。$-10D$までの切除を行う場合は，この度数でシミュレーションを行い，患者の満足度によって手術するかどうかを決定する。$-10D$以下であっても，角膜が薄いために角膜厚が足りない場合は何Dまで切除可能であるかを計算し，その度数でシミュレーションを行う。患者が満足すれば手術を行うが，満足しない場合には手術は行わないか，代替の術式として有水晶体眼内レンズ（phakic IOL）を提案することもある。

4）調節異常症例の度数決定

調節異常が疑われる症例には，AA1調節機能測定ソフトウェア（ニデック社）を用いて術前の調節緊張程度を測定している。これにより調節緊張が認められた場合[5]には，すぐには矯正度数の決定は行わず，0.05％の低濃度サイプレジン®によって治療を先に行う。

7 屈折矯正手術後の視力検査・屈折検査

屈折矯正手術後の視力検査と屈折検査のポイントを述べる。

1）裸眼視力をしっかりと

眼疾患を持つ人を対象とした視力検査では矯正視力が最も重要であるが，屈折矯正手術を受けた患者にとっては，裸眼視力の改善が全てといっても過言ではない。時間をかけて裸眼視力をしっかりと調べる。

2）オートレフラクトメータに頼りすぎない

①他覚的屈折検査はオートレフラクトメータを用いるが，術前と同じ値に頼らず参考程度にしておく。また通常オートケラトメータの値は，角膜前後面が一定の比率であることを前提に，角膜前面の曲率半径から換算屈折率1.3375を用いて角膜全屈折力を推定しているため，角膜屈折矯正手術で角膜前面の曲率のみが変化している角膜ではこの前提が成り立たない。したがって，オートケラトメータで測定された角膜曲率半径および角膜屈折値は不正確であることを念頭に入れておく必要がある。

②自覚的屈折検査では，屈折矯正手術において

は裸眼視力が良くても遠視になっていることがあるため，注意して検査を行う。特に若年者においては遠視でも裸眼視力が良好なことが多く，遠視のため術後長年にわたり眼精疲労で苦しんでいる場合もある。

3）術後の変動

術式にもよるが，最も術後早期からの安定性に優れているLASIKにおいても1～2週間は視力・屈折矯正手術の変動がある。患者さんへも，術後早期にあまり断定的なことを言うのは避けた方がよい。また，ドライアイによって角膜中央部の上皮障害があるような例では特に変動が大きく，一時的な視力低下を（この場合は矯正視力も）きたすこともある。

8 再手術

屈折矯正手術の結果に満足がいかずに，再手術を受ける割合は5～10％あるといわれており，決してまれなものではない。

1）適応

術後の裸眼視力と屈折度数は再手術の適応を決める大きなポイントではあるが，一律に決定されるものではない。患者の満足と希望が第一であり，それを叶えるために医学的にどういうことが可能であるかを相談することになる。LASIKの場合は，残存ベッド厚や実質厚によって再手術が困難な場合もあるので，矯正限界ぎりぎりの場合は初回手術の前からその可能性を伝えておいた方がよい。

2）タイミング

屈折状態が安定するのは一般に2カ月程度と考えられるが，個人差があるので視力・屈折・角膜トポグラフィ検査を繰り返して行い，変化がなくなった時点で適応を決める。ときに患者が術後の視力不良を訴える原因が，コントラスト感度の低下や術後の屈折不安定に起因することがある。このような場合には急いで手術を行わずに，状態が安定してから決めた方がよい。

● 参考文献 ●

1) 溝部惠子：眼科診療プラクティス57 視力の正しい測り方，文光堂，東京，32-34, 2000.
2) 所敬，他：目でみる視力・屈折検査の進めかた，金原出版，東京，59-111, 2000.
3) 所敬：眼科診療プラクティス82 眼鏡のトラブル，文光堂，東京，6-9, 2002.
4) 根岸一乃：屈折矯正手術Q＆A．あたらしい眼科18：15-18, 2001.
5) 梶田雅義，他：調節微動による調節安静位の検出．日眼会誌101：413-416, 1997.

（島﨑　潤，佐伯めぐみ）

Ⅶ. 専門用語とその解説

1. 非球面レンズ

　非球面レンズの度数測定は，光学中心で行う場合には球面レンズと同様に測定できる。しかし，レンズ周辺部でレンズ後面にレンズメータの当て台を当てて測定する場合は，光学中心から離れるほど度数誤差が大きくなるために注意が必要である。カーブが浅く球面からの変形が大きい非球面レンズほど球面レンズに比べて度数変化が大きい。

1 眼鏡レンズに使用される非球面とその形状

　広義では球面以外の曲面を全て非球面とよぶこともあるが，眼鏡レンズの分野で非球面については「頂点から周辺にかけ曲率半径が連続的に変化する回転面の一部」（JIS T 7330）と定義されている。回転対称性のない曲面については自由曲面とよんでいる。

　光学系に非球面を採用する目的は，少ない面数で光学性能を向上させることにあるが，屈折面が2面の眼鏡レンズの場合は，光学性能を保ったまま薄く軽いレンズを実現することにある。球面設計のレンズのカーブを浅くするとレンズ周辺部の等価球面度数は強めになることから図2-14，これらを補正する方向に面形状を修正すればよい。前面に非球面を採用した場合，プラスレンズは中心から周辺に曲率半径が緩くなる，マイナスレンズはきつくなる形状である。

2 非球面レンズの特徴

　非球面レンズの性能は非球面の設計次第であり，非点収差を除去することも可能であるが，チェルニングの楕円による解のレンズと同様に，レンズ周辺部で度数が弱めになることは残念ながら避けられない。性能上の味付けとなる非点収差の扱いは各社のノウハウにもなっている。歪曲収差に関して，カーブの浅い球面設計のレンズでは歪曲収差が大きくなるが，非球面設計で非点収差が小さくなると歪曲収差も小さくなり，最終的に適正カーブの球面設計レンズと同等の歪曲収差に収めることができる。

　非球面レンズの最大の特長は薄さ，軽さである。屈折率1.50で球面レンズ（**図7-1**の右側点線）と

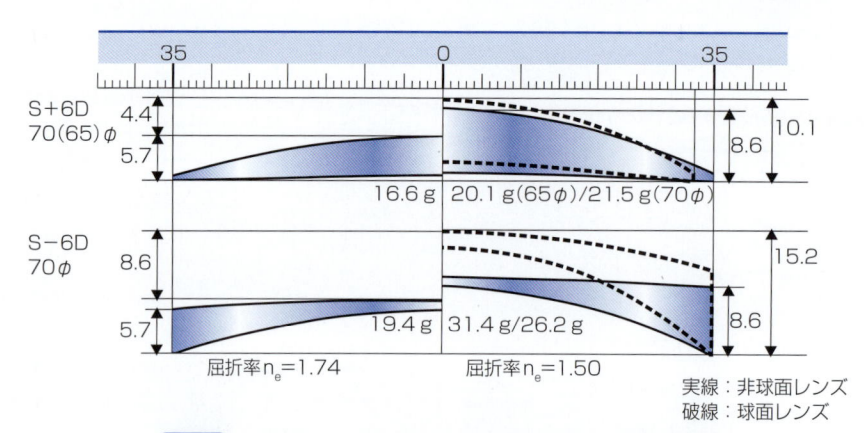

図7-1 非球面レンズの形状／高屈折率材料と低屈折率材料

Sph±6 D
右半分：n_e = 1.50　球面レンズ（点線65φ）と非球面レンズ（70φ）
左半分：n_e = 1.74　非球面レンズ（70φ）

(×) (○)

前傾角を正しく調節する

(×) (×) (○)

あおり角を正しく調節する

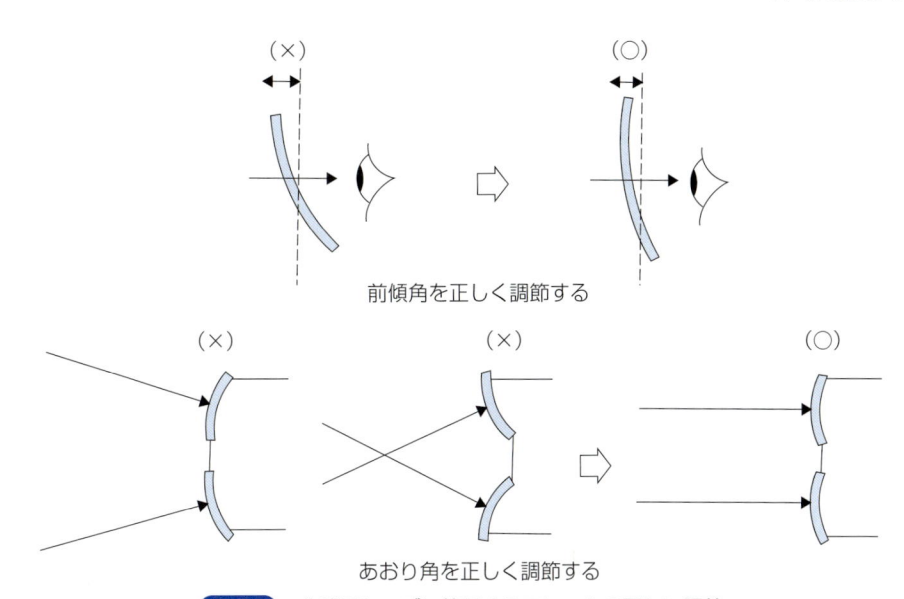

図 7-2 非球面レンズに使用するフレームの正しい調整
非球面レンズの場合は，フレームの前傾角やあおり角をより正確に調整する。

比較すると，その違いがわかる。高屈折率の材料を使うと，いっそう薄さ，軽さが際立ち，その度数を感じさせないレンズにできる。

　非球面レンズを装用して違和感をもつ場合があるが，これは以前に装用していた眼鏡レンズの性能に起因していることが多い。以前のレンズの性能に慣れてしまって，収差補正の傾向が異なるレンズを装用したときに発生しやすい。ほかにフレームの前傾角*やあおり角**が大きいと自覚することがあるので，正しい調整が必要である　図7-2 。また非球面レンズは装用状態で性能が発揮できる設計となっているため，プリズム処方を寄せ（偏心）では対応せずに，プリズム付きレンズとして特注する。

　*フレームの前傾角：楽な姿勢で遠方を見たとき，一般に視線が第一眼位のときより下方に回旋するため，その角度を見越してフレームに与えた角度。楽な姿勢に視線を下げたとき，視線とレンズの光軸が一致するように枠入れされる。一般に10°前後のフレームの前傾角が与えられている。

　**フレームのあおり角：フレームを鼻側（内側）または耳側（外側）の方向に倒す角度。一般に顔の輪郭に合わせようとすると外側のあおり角が，近用眼鏡では輻湊を考慮して内側のあおり角が与えられる。

3 非球面レンズの種類，最適化レンズ

　最も一般的な非球面レンズは，レンズ前面を非球面に，後面で乱視を含む所定の度数に仕上げるものである。設計的にはカーブの深い方の面に非球面を採用した方が非球面の効きがよいが，近年になって製造加工の進歩もあり，レンズをより薄くするためなどの理由で，後面や両面に非球面を採用したレンズも製品化されている。後面に非球面を配置する場合は，乱視成分も後面に合成することになる。

　乱視レンズは屈折度が最大と最小を示す２つの主経線をもつために，片方の主経線で収差補正すると，もう一方の主経線は補正が不足か過多になる。トーリック面の形状を修正して，両主経線方向の収差補正を可能にしたレンズも製品化されている。このようなレンズを非トーリック（アトーリック）レンズとよんでいる。さらに，眼球が正面視の第１眼位から斜め方向視の第３眼位に回旋すると，リスティングListingの回旋で示されるよう

に眼の乱視軸方向が変化する。頭部に固定されたままの眼鏡レンズは追従できないので，あらかじめ第3眼位で視線が通過するレンズ領域の乱視成分の補正をうたったレンズも開発されている。また，その処方度数や視距離で最良の性能になるように，処方乱視度数成分も含めて後面の非球面形状を再設計して特注で加工する最適化設計（カスタマイズ）レンズも製品化されている。

〔高橋文男〕

Ⅶ. 専門用語とその解説

2. 累進屈折力レンズ

1 累進面とは，その概念

「境目のない遠近両用レンズ」として知られている累進屈折力レンズ（以下，累進レンズと略す）が市販されてから2007年で40年となった。その間に改良が進み，今では老視用の眼鏡といえば累進レンズを指す時代になった。

累進面の概念は，曲率半径が次第に小さくなる球面をそれぞれ断面で切り出して順に重ねたものを考えるとわかりやすい 図7-3 。重ねた球面の曲率半径と切り出す厚さを小さくすると，次第に中心部分だけが滑らかな曲線となる。この中心部分を子午線と称している。しかし，その周辺部は中心から離れるに従って段差が顕著になる。累進面とは，このような領域も含めて滑らかにつなぎ合わせた曲面であり，光学的に使用可能な子午線を含む縦長の細い領域を中間累進帯とよんでいる。

中間累進帯の側方部の領域には大きな収差が残ってしまうため，これをいかにして削減するかが設計の課題となる。その軽減方法の一つはレンズのソフト化である。ハードタイプとよばれるレンズが光学的に収差のない領域と収差領域を明確に分けた設計であるのに対して，ソフトタイプは収差をレンズ面の広い範囲に分散させ，収差の変化を滑らかにして，収差領域で発生する違和感を緩和する設計になっている。現在販売されているレンズはソフトタイプである。

加入度が加わった累進レンズの形状は，軸180°のプラス乱視レンズに類似して，近用下部の縁厚が薄くなる。遠用上部は縁厚が残っていることから，基底下方のプリズム加工をすることで遠用と近用の縁厚のバランスがとれて，中心厚が薄く軽いレンズができる。これをプリズムシニング加工とよぶ 図7-4 。加入度数に比例したプリズムを入れることになる。遠用がプラス度数の場合に効果が大きい。左右で加入度が異なる場合などは，左

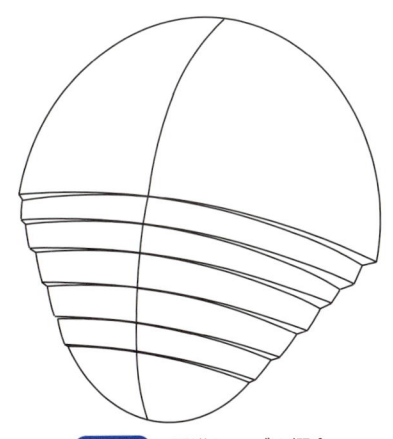

図 7-3 累進レンズの概念
中間累進帯の中心部分は滑らかにつながるが，周辺部にいくにつれて段差が拡大する。滑らかな曲面でつないでも，収差が残る領域となる。境目がなく滑らかにつながる面がまず優先される。

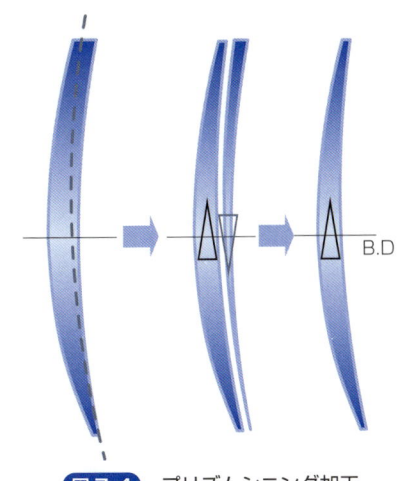

図 7-4 プリズムシニング加工
遠近の縁厚を均等にして薄く軽くするための基底下方のプリズム加工。（＋）レンズでより効果がある。
利点：薄く軽くなるほかに眼球回旋の補助，欠点：プリズムによる色収差発生

右とも弱い加入度のプリズム量で加工する。

2 累進レンズの光学特性

累進レンズには，図7-5 で示したように明視が可能な遠用部・近用部および屈折力が変化する中間累進帯のほかに収差領域が存在する。メーカーによって異なるが，一般に非点収差が0.5Dから1Dの値で区分されている。

累進レンズを実際に装用したときの印象は，像ボケ，ゆがみ，ゆれ，床面の浮き上がりなどに関するものが多い。像ボケの多くは，見る物体の距離に対して合っていない度数領域で見ているか，非点収差が存在する領域で見ている，などが主な原因である。

ゆがみの主な原因は像の倍率変化で，加入度が付加されたことによる。累進レンズの累進帯から近用部にかけて発生するゆがみは，単焦点レンズに発生する一様なゆがみとは性質を異にするため，慣れにくく印象を悪くする。累進レンズのゆがみには，正方形を長方形にゆがめるノーマル歪のほかに菱形にゆがむスキュー歪とがある。ノーマル歪はある程度許容範囲もあるが，スキュー歪は許容が狭い。レンズのソフト化によってこのスキュー歪も改善されている。

ゆれは目線や頭を振ってみたときに受ける動的な印象で，像のゆがみやプリズムにより発生し，船酔いに似た感覚を引き起こす。

累進レンズを使いこなすためには，まず対象物が顔の正面で見えるように向いて，顎を出し気味にして，目線をレンズの子午線上でゆっくり上下に動かし鮮明に見える位置を探すなど，使い方に慣れることが大切である。

レンズの正確なアライメントのために，累進レンズ面に刻まれた永久マークと，ペイントによる一時的マークが付加されている 図7-6 。永久マークは水平基準線を再現するために累進帯の中央子午線から左右に17 mmの位置にアライメント基準マークが，その近傍に加入度数やメーカー識別マークなどが刻まれている。一時的マークはフィッティングポイントのほか，遠用と近用の度数測定基準参照円などが描かれている。

累進レンズの特性にも密接に関連している中間累進帯の長さは，図7-6 に示すように，日本国内では遠用のフィッティングポイントから近用部測定参照円の上部接線までの距離で表している。

累進レンズの場合，眼鏡の調整は重要で，枠入れ前のフレーム調整や枠入れ後の遠近のアライメントの確認が必要である。ペイントマークが消されたレンズでフィッティングポイントや度数測定参照円を再現するためにアライメントシールが用意されている。

また，累進レンズの製品ごとに装用テストレンズが用意されているので，あらかじめこのテストレンズで試すことが望ましい。

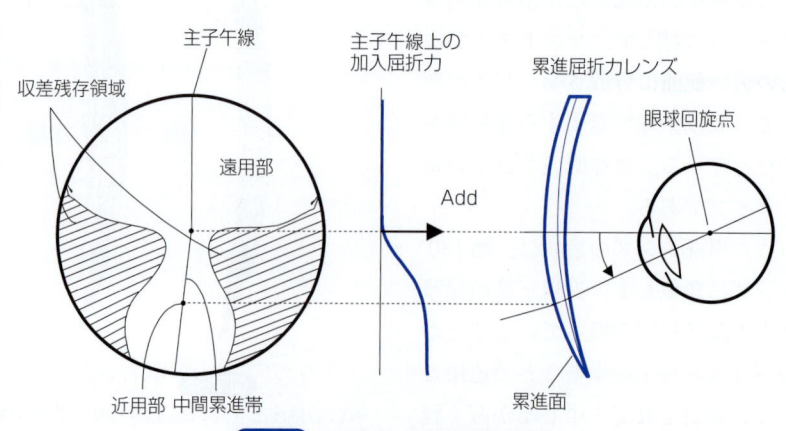

図7-5 累進レンズの光学的構造
右：累進レンズ装用状態，中：子午線上の屈折力分布
左：累進レンズの光学領域と収差領域（斜線領域）

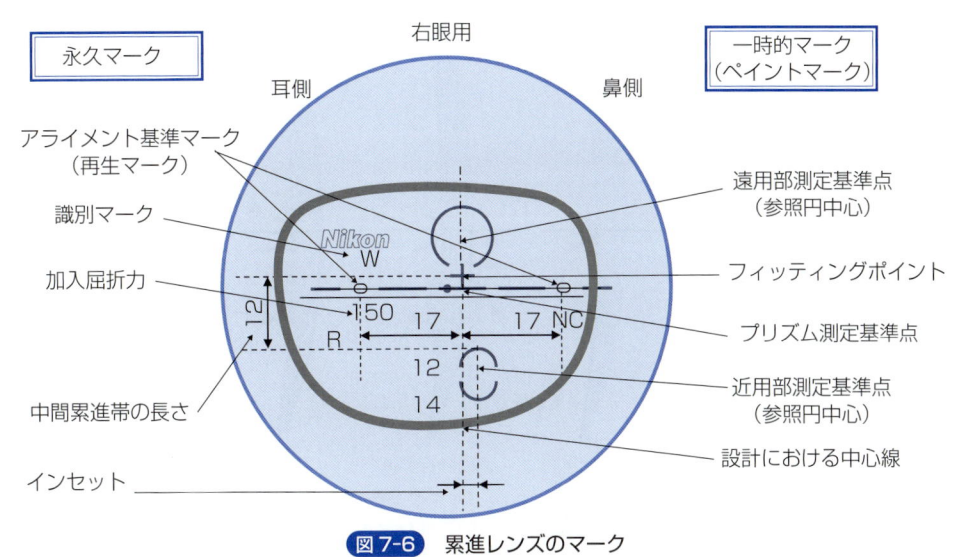

図7-6 累進レンズのマーク
枠入れ後に消去される一時的マークと，後日に確認などの目的で使用される永久マークがある。

3 累進レンズの種類と選択

中間累進帯の側方部に発生する非点収差の勾配は加入度勾配の2倍といわれている（Minkwitsの法則）[1]。この収差を低く抑えるために対処できることは，

①加入度数を小さくする
②累進帯の長さを長くすること

の2つである。この示唆を最大生かすことができるのは老視の初期，すなわち加入度数が小さいうちに累進レンズの装用に慣れることである。

この示唆を生かした製品には近々累進レンズまたは近用累進レンズがある。これは近用度数による処方で上方に−1.5 D程度のマイナス加入となっていることから，累進レンズの気になる特性が目立たずに使用できる。老視が進行してしまった場合でも，近々累進レンズを装用して慣れることが可能である。

②に関しては，累進帯を長くした遠中重視タイプの累進レンズや中近累進レンズが該当する。前者は長時間の近用使用などの用途には向かないが，ゆれゆがみが小さいことから活動的な用途に適している。後者は室内用として適している。

累進レンズというと，遠用から近用まで全ての距離範囲が見えるレンズという考え方になりがちであるが，加入度数や累進帯の長さをその使用環境に合わせて，使いやすい眼鏡を作ることが重要である。

4 新しい累進レンズ－累進面の配置とカスタマイズ

累進レンズは球面度数，乱視度数のほかに加入度数が加わり，乱視の軸方向なども考慮すると膨大な品種になるため，全て注文を受けてから加工する特注製品である。従来，ベースカーブとなる前面に累進面を加工したセミフィニッシュト（半製品）レンズをあらかじめ作製しておき，注文時に処方度数に合わせて乱視面を含む度数面を後面に加工する外面累進レンズと称されるレンズが一般的であった。

近年になって，いわゆるフリーフォーム加工とよばれている製造加工装置の導入により，注文してから累進面を短時間で精度よくダイレクトに加工することが可能になった。このため，累進面をレンズ前面だけに限定せず，後面に乱視成分と合成して加工する内面累進レンズや両面に加入度を分割する設計，さらには縦方向の屈折力成分を主にレンズ前面に横方向の屈折力成分を主にレンズ後面に分割配置した設計のほか，後面で最適化を図るカスタマイズ設計など，いろいろな設計のレ

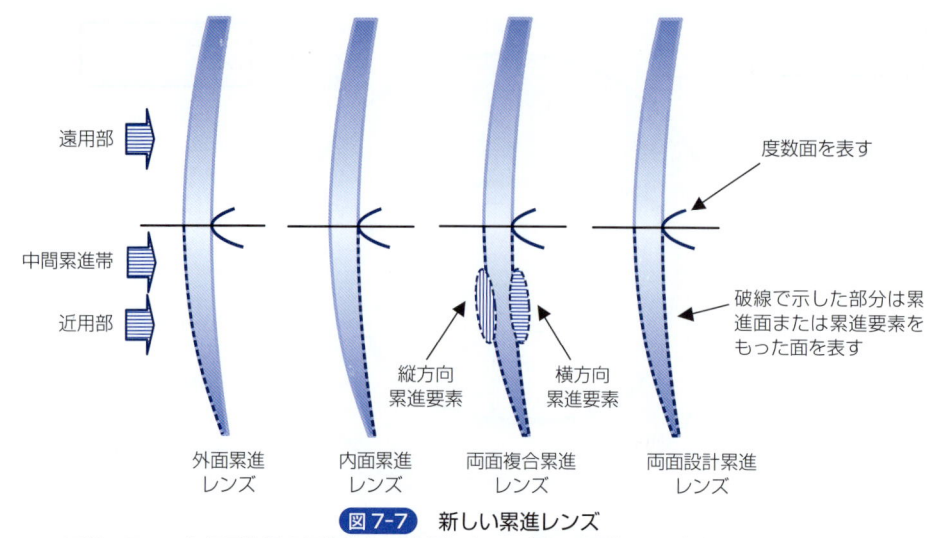

図 7-7　新しい累進レンズ
フリーフォーム加工装置の目覚ましい進展によって新しい累進レンズが製品化されている。

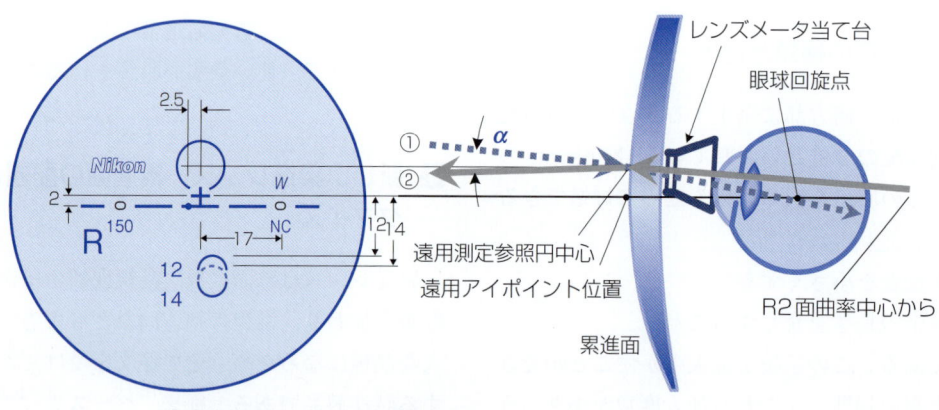

図 7-8　二重表記
レンズ面を通過する光線の方向の違いによって度数差が発生する。性能を重視する最適化設計レンズは，装用した状態で処方度数になるよう設計加工しているため二重表記方式がとられている。

①遠用参照円中心を通る視線の方向
②遠用度数測定光線の方向（FOA 方式 LM/R2 面当て）

ンズが製品化されている[2]　図 7-7 。

　前節で非球面眼鏡レンズに触れたが，累進レンズにおいても非球面化が進んで，カーブが浅いレンズが多くなっている。累進レンズは自由曲面でこの曲面に非球面成分を合成してその効果を発現させている。

　レンズの性能を最適化したときに問題になってきたのが度数表示とその測定である。単焦点レンズのようにフィッティングポイント位置と度数測定基準位置が光学中心で一致している場合は生じないが，累進レンズのようにフィッティングポイントと度数測定基準位置が一致しない場合に問題になるものである。レンズ収差の最適化は装用状態の視線方向で行われることから，この視線方向で処方度数が出るように設計されるが，図 7-8 で示すように測定方向が異なり装用距離も考慮されない状態で測定される度数とは一致しない。このためレンズには処方度数に加えて測定度数を併記したレンズがある[2]。遠用度数ばかりでなく遠用と近用の両度数に二重表記を採用しているもの

などがある。処方度数はレンズの度数測定基準位置で見たときに眼に作用する度数である。

なお，累進レンズの屈折力測定について追加すると，遠用部の屈折力は，遠用度数測定基準点で通常の単焦点レンズと同様に後面当てで測定する。

加入屈折力に関しては，メーカーから測定の指定がある場合にはそれに従って測定する。指定がない場合は累進面が加工されている面を当てる。外面（前面）累進レンズなら前面当て，内面累進レンズなら後面当てで測定し，同じ向きのまま遠用測定参照円位置で遠用部における屈折力を測定して，その差をとった値が加入屈折力である。

レンズ面には加入度が刻印されているので透かしてよく見れば確認できる。

●参考文献●

1) Minkwitz G：Über den Flächenastigmatismus bei gewissen symmetrischen Asphären. Opt Acta 10：223-227, 1963.
2) 高橋文男：累進屈折力レンズ—最近の進歩．あたらしい眼科 21：1455-1466, 2004.

（高橋文男）

memo

VII. 専門用語とその解説

3. 身体障害者手帳における視力検査など

はじめに

身体障害者とは、『身体障害者福祉法』第4条において「別表に掲げる身体上の障害がある18歳以上の者であって、都道府県知事から身体障害者手帳の交付を受けたもの」と定義されている[1]。法別表では障害の種類と、それぞれの種類ごとに障害程度の範囲を示しており、その中には視覚障害も含まれている。

なお、「しょうがい」の本来表記は「障碍」であることから、「障害」ではなく「障がい」と表記することもある。

1 身体障害者手帳

身体障害者手帳は身体障害者福祉法の適用者である身分の証明となり、さまざまな公的なサービスを享受する根拠ともなる。サービス内容は補装具や日常生活用具の給付など有形のものから、外出支援、税の控除や免除、医療費の助成など無形のものまで多岐にわたる。

補装具とは、身体機能を補完し、代替し、継続して使用されるもの、かつ、個別に対応して設計・加工されたもの、かつ、給付に際して専門的な知見を要するものとされている。種目は、矯正眼鏡、コンタクトレンズ（矯正眼鏡とコンタクトレンズは視力障害がないと適用されない）、弱視眼鏡（単眼鏡は弱視眼鏡に入る）、遮光眼鏡（遮光眼鏡として高い交付基準額が適用されるのは網膜色素変性〔症〕、白子〔症〕、先天無虹彩、錐体杆体ジストロフィーの人のみ）、義眼、盲人安全杖（白杖）があげられる。

日常生活用具とは身体に障害のある人の生活に役立つ用具のことをいい、市町村が給付する。自立支援法施行により、用具の種類や基準額、自己負担などについても市町村が決める事業となった。種目は拡大読書器や電磁調理器などがあげられる。

2 障害程度等級表（視力障害）解説　表7-1

a. 視力障害

1）等級表中「両眼の視力の和」とは両眼視によって累加された視力の意味でなく、両眼の視力を別々に測った数値の和のことである。例えば一眼の視力が0.03、他眼の視力が0.04ならば、その和は0.07となり3級となる。

2）視力0.01に満たないもののうち、明暗弁のものまたは手動弁のものは視力0として計算し、指数を弁ずるもの（50 cm以下）は0.01として計算する。例えば一眼明暗、他眼0.04のものは、視力の和は0.04となり2級となる。

3）両眼を同時に使用できない複視の場合は、非優位眼の視力を0として取り扱う。例えば両眼とも視力が0.6で、眼筋麻痺により複視の起こっているものは、一眼の視力を0とみなし6級となる。

表7-1　障害程度等級表（視力障害）

級別	視覚障害
1級	両眼の視力の和が0.01以下のもの
2級	1. 両眼の視力の和が0.02以上0.04以下のもの 2. 両眼2の視野がそれぞれ10°以内で、かつ両眼による視野について視能率による損失率が95％以上のもの
3級	1. 両眼の視力の和が0.05以上0.08以下のもの 2. 両眼の視野がそれぞれ10°以内で、かつ両眼による視野について視能率による損失率が90％以上のもの
4級	1. 両眼の視力の和が0.09以上0.12以下のもの 2. 両眼の視野がそれぞれ10°以内のもの
5級	1. 両眼の視力の和が0.13以上0.2以下のもの 2. 両眼による視野の2分の1以上が欠けているもの
6級	一眼の視力が0.02以下、他眼の視力が0.6以下のもので、両眼の視力の和が0.2を超えるもの

b. 視野障害

1)「両眼の視野が10°以内」とは求心性視野狭窄の意味であり，輪状暗点があるものについては中心の残存視野がそれぞれ10°以内のものを含む。

2) 視野の正常域の測定値は，内・上・下内・内上60°，下70°，上外75°，外下80°，外95°であり，合計560°になる。

3) 両眼の視能率による損失率は，各眼8方向の視野の角度を測定し，その合算した数値を560で割ることで各眼の損失率を求める。さらに，次式により両眼の損失率を計算する。損失率は百分率で表す（各計算における百分率の小数点以下は四捨五入とし，整数で表す）。

$$\frac{(3 \times 損失率の低い方の眼の損失率 + 損失率の高い方の眼の損失率)}{4}$$

4)「両眼による視野の2分の1以上が欠けているもの」とは，両眼で一点を注視しつつ測定した視野の生理的限界の面積が2分の1以上欠損している場合を意味する。したがって両眼の高度の不規則性視野狭窄または半盲性視野欠損などは該当するが，交叉性半盲などでは該当しない場合もある。この場合の視野の測定法は，片眼ずつ測定し，それぞれの視野表を重ね合わせることで視野の面積を算定する。その際，面積は厳格に算定しなくてよいが，診断書には視野表を添付する必要がある。

3 身体障害者診断書・意見書の作成について 図7-9

診断書は，障害が法別表に該当するか否かの認定のみならず，障害等級の認定，補装具の給付など援護措置の基礎となるものである。そのため作成にあたっては所要の事項を的確に記載する必要がある。

以下に診断書の各用語について解説する。

① 障害名：部位とその部分の機能の障害を記載する。（記載例：両眼の視力障害，両眼の視野障害など）

② 原因となった疾病・外傷名：視覚障害の原因となった病名を記載する。

③ 疾病・外傷発生年月日：発生年月日が不明の場合は初診日でもよく，不確定な場合は推定年月を記載する。

④ 参考となる経過・現症：障害が固定するに至るまでの経過を記載し，障害固定または障害確定（推定）の時期を記載する。

⑤ 総合所見：疾病の発生から現状に至る経過，および現症を通じて身体障害者としての障害認定に必要な症状の固定，または永続性の状態を記載する。成長期の障害，進行性病変に基づく障害，手術などにより障害程度に変化が予測される場合は，将来再認定の時期などを記載する。

⑥ その他参考となる合併症状：複合障害の等級について総合認定する場合に必要となるので，他の障害についての概略を記載することが望ましい。（記載例：外斜視，網膜剥離など）

4 視覚障害の状況および所見について 図7-10, 11

1) 視力の測定は万国式試視力表またはこれと同一の原理に基づく試視力表により，標準照度を400〜800ルクスとし，試視力表から5mの距離で視標を判読することによって行う。

2) 屈折異常のある者については矯正視力を測定するが，この場合，最も適正に常用しうる矯正眼鏡またはコンタクトレンズによって得られた視力によるもので，眼内レンズの装着者についても，これを装着した状態で行う。ただし，矯正不能のもの，または医学的にみて矯正に耐えざるものは裸眼視力による。

3) 視野の測定には，Goldmann視野計および自動視野計，またはこれらに準ずるものを用いる。Goldmann視野計を用いる場合，求心性視野狭窄による中心視野の測定にはⅠ/2の視標を用い，周辺視野の測定にはⅠ/4を用いる。それ以外の測定方法によるときは，これに相当する視標を用いることとする。

4) 現症については，外眼，中間透光体および眼底についての病変の有無とその状態を記載する。

身体障害者診断書・意見書

総括表

| 氏名 | ○○○○ | 明治・大正・**昭和**・平成 20年10月10日 | 男・**女** |

住所　○○○○○○

① 障害名（部位を明記）　両眼の視力障害・視野障害（求心性視野狭窄）

② 原因となった疾病・外傷名　網膜色素変性　　交通、労災、その他の事故、戦傷、戦災、**疾病**、先天性、その他（　　）

③ 疾病・外傷発生年月日　昭和・平成　不明年　月　日・場所

④ 参考となる経過・現症（レントゲン及び検査所見を含む。）

昭和36年頃より夜盲を自覚。その後徐々に悪化している。
平成14年2月に両白内障手術をする。
検査上求心性視野狭窄を認む。

障害固定又は障害確定（推定）　昭和・**平成** 15年4月21日

⑤ 総合所見

視力　右0.04　左0.04（3級）
視野　両眼の視野10度以内、損失率93%（3級）
現在症状固定しているが将来的には増悪の可能性を残す。

〔将来再認定　**要**・不要〕
〔再認定の時期　平成18年4月〕

⑥ その他参考となる合併症状

上記のとおり診断する。併せて以下の意見を付す。

平成15年4月21日

病院又は診療所の名称　○○病院
所在地
診療担当科名　眼　科　医師氏名　○○○○　㊞

身体障害者福祉法第15条第3項の意見　〔障害程度等級についても参考意見を記入〕

障害の程度は、身体障害者福祉法別表に掲げる障害に
・**該当する**　（　2　級相当）
・該当しない

注意
1　障害名には現在起こっている障害、例えば両眼失明、両耳ろう、左上下肢麻痺、心臓機能障害等を記入し、原因となった疾病には、角膜混濁、先天性難聴、脳卒中、僧帽弁膜狭窄等原因となった疾患名を記入して下さい。
2　障害区分や等級決定のため、地方社会福祉審議会から改めて次頁以降の部分についてお問い合わせする場合があります。

図7-9　身体障害者診断書・意見書の記載例[2]

3. 身体障害者手帳における視力検査など ● 113

視覚障害の状況及び所見（No．1）

1　視　力

	裸眼	矯正			
右	0.04	（矯正不能×	DCy1	DAx	）
左	0.04	（矯正不能×	DCy1	DAx	）

2　視　野

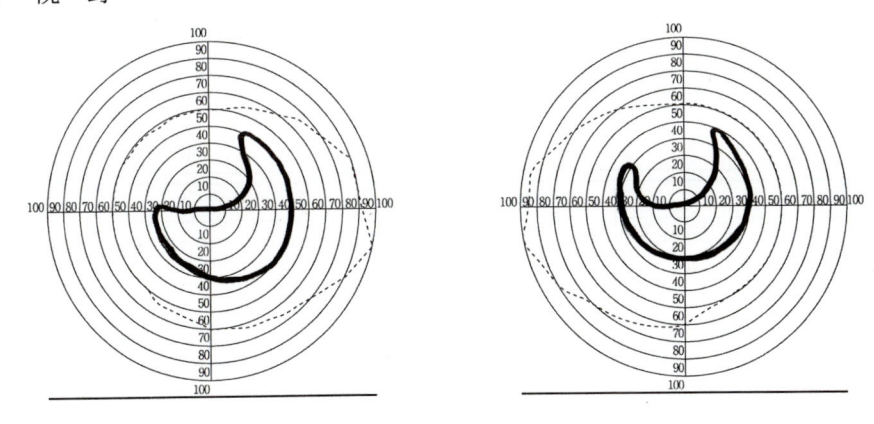

視野障害の計測は点線で囲まれた正常視野の範囲内で行うものとする。

図7-10　視覚障害の状況および所見（No.1）の記載例—図7-9と同一事例[2]

視覚障害の状況及び所見（No.2）

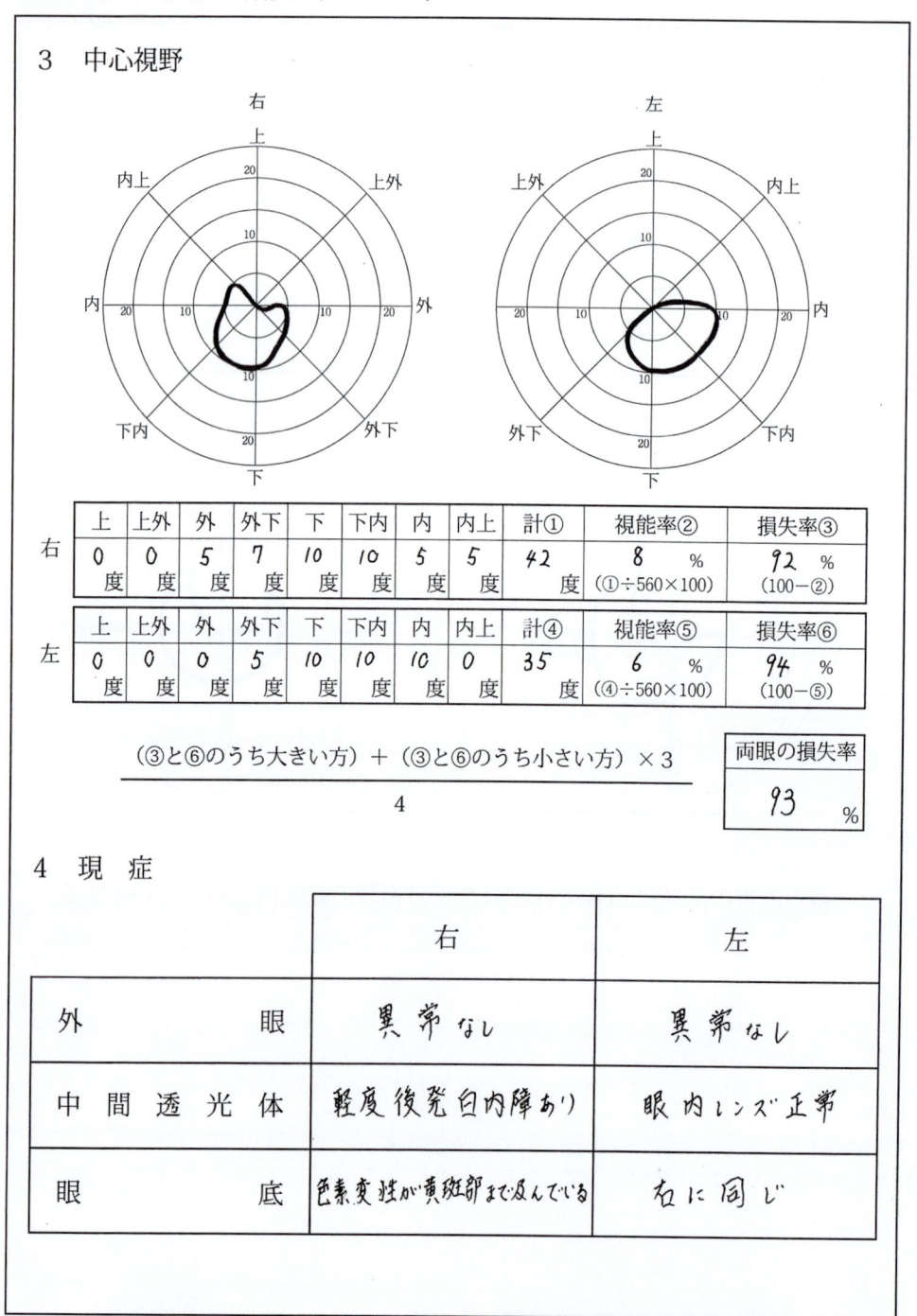

3 中心視野

	上	上外	外	外下	下	下内	内	内上	計①	視能率②	損失率③
右	0度	0度	5度	7度	10度	10度	5度	5度	42度	8 % (①÷560×100)	92 % (100−②)

	上	上外	外	外下	下	下内	内	内上	計④	視能率⑤	損失率⑥
左	0度	0度	0度	5度	10度	10度	10度	0度	35度	6 % (④÷560×100)	94 % (100−⑤)

$$\frac{(③と⑥のうち大きい方) + (③と⑥のうち小さい方) \times 3}{4}$$

両眼の損失率　93 %

4 現症

	右	左
外　　　眼	異常なし	異常なし
中間透光体	軽度後発白内障あり	眼内レンズ正常
眼　　　底	色素変性が黄斑部まで及んでいる	右に同じ

図7-11　視覚障害の状況および所見（No.2）の記載例―図7-9と同一事例[2]

5 障害程度の認定について

1）視覚障害は視力障害と視野障害とに区分して設定し，それら両方が障害程度等級表に掲げる障害に該当する場合は，重度障害認定の原則に基づき上位等級に認定することが可能である．

2）視力については，光覚，すなわち明暗の感覚のわからないものが眼科学的には視力0であるが，身体障害認定のうえでは光覚，手動弁までを含めて視力0とし，指数弁は0.01とされている．

3）視力の測定は矯正視力によることとされているが，眼科的に最も適正な常用しうる矯正眼鏡をもって測定されているかどうかの確認が必要である．

4）視野障害の状態には求心性狭窄，不規則性狭窄，同側半盲，交叉半盲などがあるが，視能率を測定するのは，求心性視野狭窄により両眼の視野がそれぞれ10°以内の場合である．

5）求心性視野狭窄において，視力の測定は可能であっても指定された視標では視野が測定できない場合があるが，この場合は視能率による損失率100％として取り扱う．

6）幼児の視覚障害の認定時期については，事例にもよるが，医学的に判定が可能となる年齢は一般的には3歳時以降と考えられるので，その時期に障害認定を行うことが適当である．ただし，VEP，PL法にて測定可能なものは3歳以下で認定しても差し支えない．

●参考文献●

1) 佐藤久夫：障害者の法的定義と手帳制度．福祉士養成講座編集委員会編，障害者福祉論，第5版．中央法規出版，東京，34-47，2007．
2) 荘村多加志：新訂身体障害認定基準及び認定要領—解釈と運用．中央法規出版，東京，80-135，2003．

（田淵昭雄，藤原篤之）

VIII. 専門機器とその解説

1. 角膜形状解析検査

はじめに

　角膜の前面の形状を観察する方法として，1882年，Placidoにより白と黒の同心円から角膜反射を観察するプラチド角膜計が発明され，その後，プラチド角膜計による角膜反射像（マイヤー像）を写真に記録するフォトケラトスコープが発売された[1]。フォトケラトスコープは円錐角膜などの角膜の形状異常疾患の診断に有用であったが，軽度の異常を判断するには不向きで，定量化も困難であった。その後，Klyceらによりマイヤー像をビデオ画像としてデジタル化し定量解析するビデオケラトスコープが開発され[2]，さらに自動診断プログラム[3,4]が導入されたことで，軽度の円錐角膜の診断や定量化がされるようになった。現在では，さらに角膜後面の形状についても種々の解析装置が開発されている。

　この項では，角膜トポグラファーの構造と測定時に影響する因子について，代表的な装置の実際の測定方法のポイントとコツをできるだけ簡単に解説する。

1 角膜トポグラファーの構造の種類と特徴

a. 角膜前面の形状解析（ビデオケラトスコープ）

　現在の角膜前面解析は，プラチドリングを投射して得られたマイヤー像をビデオで撮影する原理が応用されている。測定に関してまず注意することは，被験者にしっかり固視点を見させることである。また，角膜反射像を解析するということから，角膜瘢痕やドライアイなどの角膜上皮障害では上皮が不整であり，マイヤー像が正確に反射せず測定値のばらつきを起こす。重度の円錐角膜や角膜移植術後などの強い不正乱視があると，測定機器の測定限界を超えるためデータの脱落なども起こる。さらに涙液蒸発や眼球圧迫によってもリングが不安定になるためしっかり瞬目，開瞼させるなどして涙液が安定した状態で測定する必要がある。

　このマイヤー像解析を応用した機器は，種々の角膜形状装置だけでなく，KR-9000 PW（トプコン社）やOPD-Scan（ニデック社）などの波面収差解析装置にも導入されている。角膜前面のみの解析装置としてはTMS（トーメー社）やPR-7000（サンコンタクト社）などがある。また，オートレフケラトメータに角膜不正乱視表示機能を導入した機種も開発されている（トーメー社，図8-1）。

b. 角膜後面の形状解析

　角膜の屈折は角膜前面と後面の影響を受けるが，後面の屈折力は弱く，通常，角膜後面の影響は考えなくてよかった。しかし，屈折矯正手術が盛んに施行されるようになり，角膜前面の矯正がされ

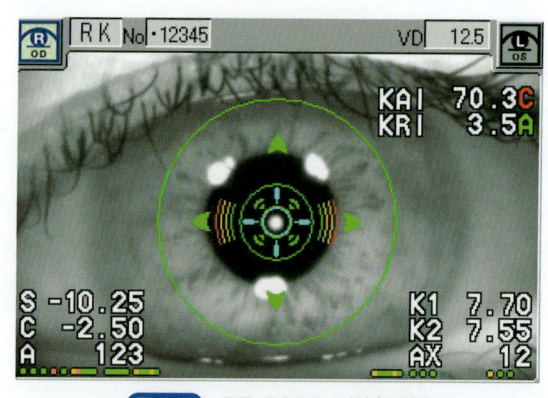

図8-1 RT-5000の測定画面

トーメー社製のオートレフケラトメータRT-5000には，ケラト測定と同時に，角膜表面の非対称性を示すKAIと，高次不正乱視を示すKRIを測定することで角膜不正乱視のスクリーニングができる。不正乱視の程度は数値とABCの三段階で簡単に表示され，さらに上位機種のRT-7000には角膜トポグラファーも装備されている。

るようになると角膜後面による影響も無視できなくなった。角膜後面解析も可能な装置としてスリットスキャンタイプのOrbscan（ボシュロム社）とシャインプルークタイプのPentacam（Oculus社）がある。

1）スリットスキャンタイプ

細隙灯顕微鏡と同じ原理でスリット光を投射し，角膜前面および後面とそこから得られる角膜厚を測定するスリットスキャン方式の装置で，Orbscanに採用されている。Orbscanはマイヤー像の角膜前面解析も導入されている。測定は，スリット光が左右からスキャンして中央で撮影し，アライメントも簡単であるが，上下眼瞼や睫毛の影響が大きく，測定範囲はPentacamより狭い。

2）シャインプルークタイプ

航空写真などで斜めから撮影した場合の像のひずみの補正に使われているシャインプルーフの法則を応用した装置である。Pentacamでは，瞳孔と固視状態を確認する中央のカメラと，角膜を斜めから撮影する回転式シャインプルークカメラを内蔵している。斜めから撮影することでOrbscanより測定範囲が広く，解析にかかる時間も短い。また，マイヤー像の解析ではないため，角膜上皮や涙液の影響を受けにくいという長所がある。

2 各装置の特徴と測定のコツ

a．TMS（トーメー社）
1）特徴

マイヤー像をCCDカメラから読み込み，各リングにつき256点の位置情報から角膜屈折力などの局所データを計算し，色を用いて屈折力分布の様子をカラーコードマップとして表示する角膜前面の形状測定装置である図8-2。さらに角膜形状解析データから，円錐角膜のスクリーニング検査の

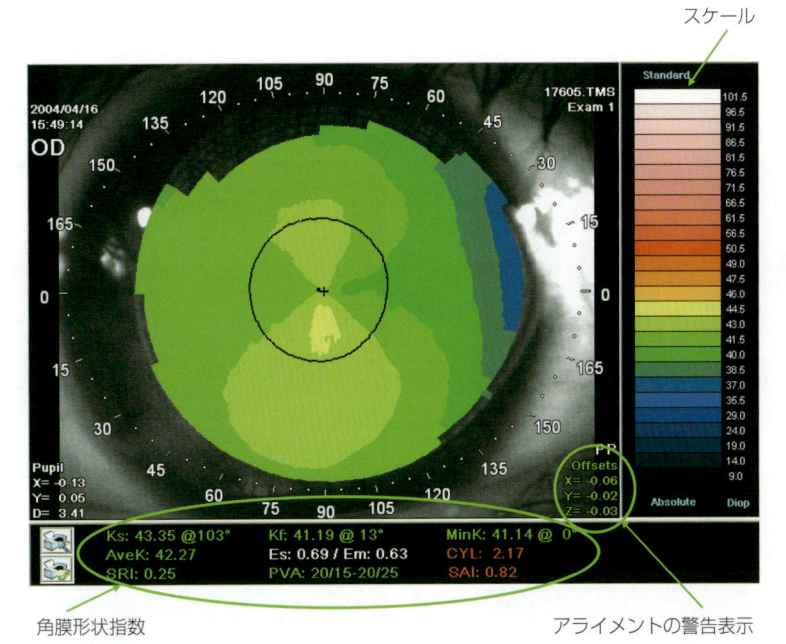

図8-2 TMSのシングルマップ（Axialパワー，Absoluteスケール）
通常の場合は角膜を球面と仮定して角膜屈折力をマップ表示したAxialパワー（Standardパワー）で表示するが，屈折矯正手術後など局所の形状を強調したい場合は，角膜が球面でなくてもその形状を表現するInstantaneousパワーで表示する。また，異常と正常のスクリーニングには全て1.5D刻みのKlyce/Wilsonスケールの方が有効であり[5]，角膜中央で1～3色以内，全体として3～5色で表示されていれば正常眼といえる（Axialパワー表示）。下方に各角膜形状指数を表示している。

自動診断プログラムや，正乱視と不正乱視を分離して定量化可能なフーリエ解析などの各種分析ツールも導入されている。

2）アライメント（焦点位置合わせ）とデジタイゼーション（画像解析）

ケラトメータと同じように，この計算にはCCDカメラと角膜表面との距離が一定であるという前提があり，したがってアライメント（焦点位置合わせ）が非常に重要となる。古いバージョンのTMSは，ジョイスティックを用いてアライメント光を第1リング中心に合わせた後，ジョイスティックボタンを押すことにより測定でき 図8-3 ，アライメントに問題ない場合はoffsetsの表示（図8-2）が緑となるが，ずれている場合は表示が赤となるため，再度測定する必要があるとわかる。さらに最新機種のTMS-4 Advanceでは，いわゆる「オートショット」機構が搭載されたため，焦点位置の合っているものしか画像を取り込まない仕様となっており，検者間による測定誤差も軽減されている。

また，マイヤー像は各々のリングが自動的にデジタイゼーション（画像解析）されるが，本来なぞ

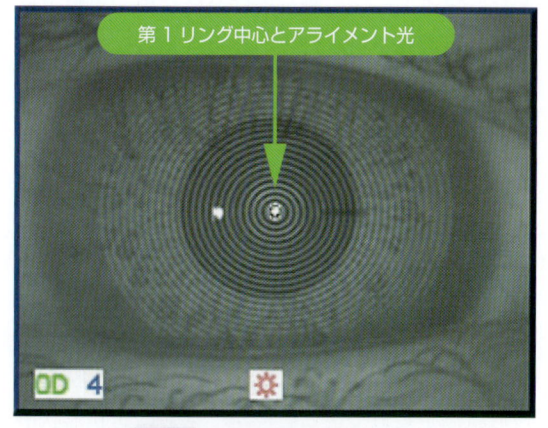

図8-3 アライメントモニター
被検者にオレンジ色に光る固視灯をまっすぐ見てもらい，アライメント光が第1リング中心に重なるようジョイスティックで調節する。

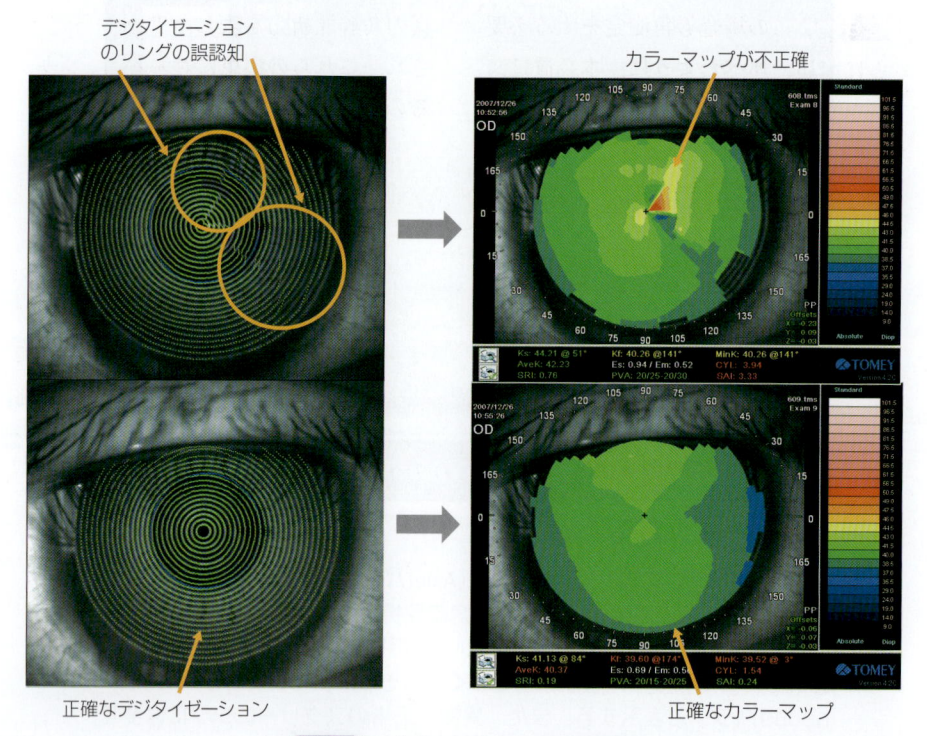

図8-4 デジタイゼーションの誤認知
デジタイゼーションでリングを読み取れなかったり，違うリングを認知してしまうと（上左），カラーマップの結果が不正確になる（上右）。再度測定して，正確にデジタイゼーションされたデータを使用する（下，左右）。

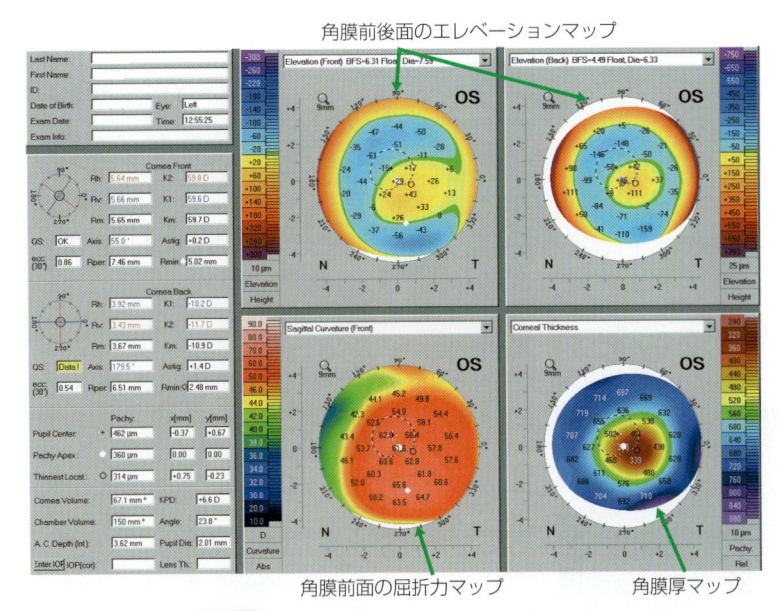

図 8-5 Pentacamの4マップ表示の一例

角膜前面の屈折力マップ：角膜やや下方に高屈折（赤表示）の部分があり，円錐角膜パターンである。
角膜前後面のエレベーションマップ：角膜中央よりやや下方に突出した部位がある。
角膜厚マップ：角膜中央よりもやや下方に菲薄化している部位を認める。

るべきマイヤーリングを間違って認知してしまうことがあり 図8-4 ，この場合も再測定をする必要がある。さらに前述で述べたように，本装置は角膜前面に写った角膜反射像の解析装置であるため，涙液状態や眼瞼の影響も大きく，被験者をしっかり開瞼させ瞬目を数回させた後，マイヤー像の安定した状態で測定すべきで，少なくとも2, 3回測定し，再現性を確認するのが大切である。

b．Pentacam（Oculus社）
1）特徴

前述したように，斜めから撮影するカメラが回転することで得られたシャインプルーク像から，角膜前後面の形状を解析する装置である 図8-5 。角膜形状のみでなく，3Dの前房解析や，角膜の各部位における角膜厚および，そこから導かれる眼圧の補正式，また角膜前面形状のパラメータを基にした円錐角膜の自動診断プログラム，角膜の収差解析プログラムも付属している。さらに，近年，屈折矯正手術が盛んに施行されていることや，円錐角膜などの症例に対して白内障手術時のIOL測定をどうするかという問題があるが，本装置には正確なK値を測定するためのHolladay Reportや真の角膜屈折力を表したTure Net Powerも計算され，これらの疾患に対するIOL計算に応用できるのではと期待されている。

2）アライメント（焦点位置合わせ）

アライメントに関しては自動測定ボタンを選択すれば比較的容易である 図8-6 。マイヤー像解析ではないので角膜上皮障害の影響は受けにくいが，角膜頂点を示すイエローサークルが写らないような角膜上皮障害があると自動測定は困難で，手動測定で行う必要が出てくる。また，眼瞼や睫毛の影響もあるため，被験者に瞬目後，よく開瞼してもらうように指示する。測定後1～2秒で解析され，オーバービューディスプレーが表示されるが 図8-7 ，得られたデータの検査クオリティー項目がOKであれば測定誤差が少ない結果といえる。黄表示であればクリックすることでエラー内容が確認でき，赤表示であれば再度測定が必要である。再現性の確認のため2, 3回測定し，結果を比較する必要がある。

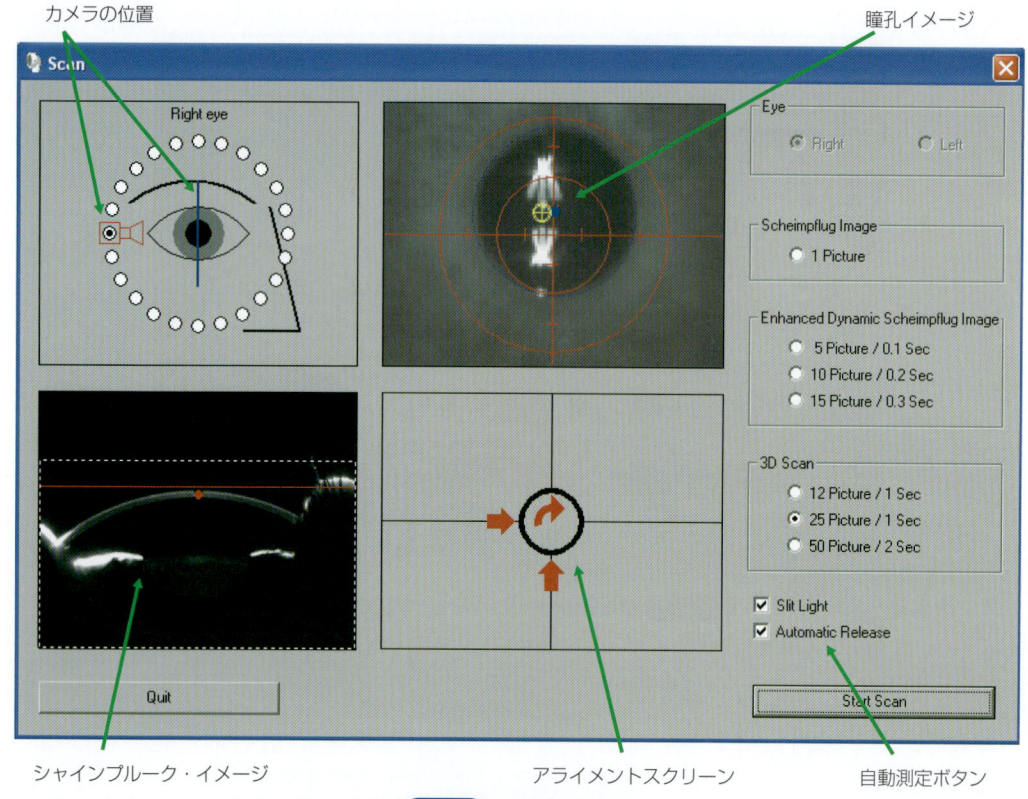

図8-6 検査モニター

自動測定ボタン（右下）：自動測定を行う場合，この機能をアクティブにする。
シャインプルーク・イメージ（左下）：測定ヘッドから測定眼までの距離をライブ映像で表示しており，レッドラインがレッドドット（角膜頂点）まで接するように機械を押し込む必要がある。
瞳孔イメージ（中央上）：瞳孔のライブ映像。小さいブルーのサークルは瞳孔中心を，大きいブルーサークルは瞳孔を示す。イエローサークルは角膜頂点を示す。ある程度，瞳孔のフォーカス，測定の位置を合わせる。
アライメントスクリーン（中央下）：矢印は自動測定のポイントに達するために本体をどの方向に動かすべきか示しており，指示どおりにジョイスティックを操作し，このポイントに達すると測定がスタートする。

おわりに

この項では，角膜前面と後面の形状解析装置の構造と，TMSとPentacamの特徴および測定する際のポイント，測定に影響する因子について述べた。日々の検査や診療に役立つことを願う。

●参考文献●

1) 大鹿哲郎：角膜形状解析の歴史と現状．眼科プラクティス 89：2-4, 2002.
2) Klyce SD：Computer-assisted corneal topography. High-resolution graphic presentation and analysis of keratoscopy. Invest Ophthalmol Vis Sci 25：1426-1435, 1984.
3) Maeda N, Klyce SD, Smolek MK, et al：Automated keratoconus screening with corneal topography analysis. Invest Ophthalmol Vis Sci 35：2749-2757, 1994.
4) Maeda N, Klyce SD, Smolek MK：Comparison of methods for detecting keratoconus using videokeratography. Arch Ophthalmol 113：870-874, 1995.
5) Wilson SE, Klyce SD, Husseini ZM：Standardized color-coded maps for corneal topography. Ophthalmology 100：1723-1727, 1993.

（湖﨑　亮，前田直之）

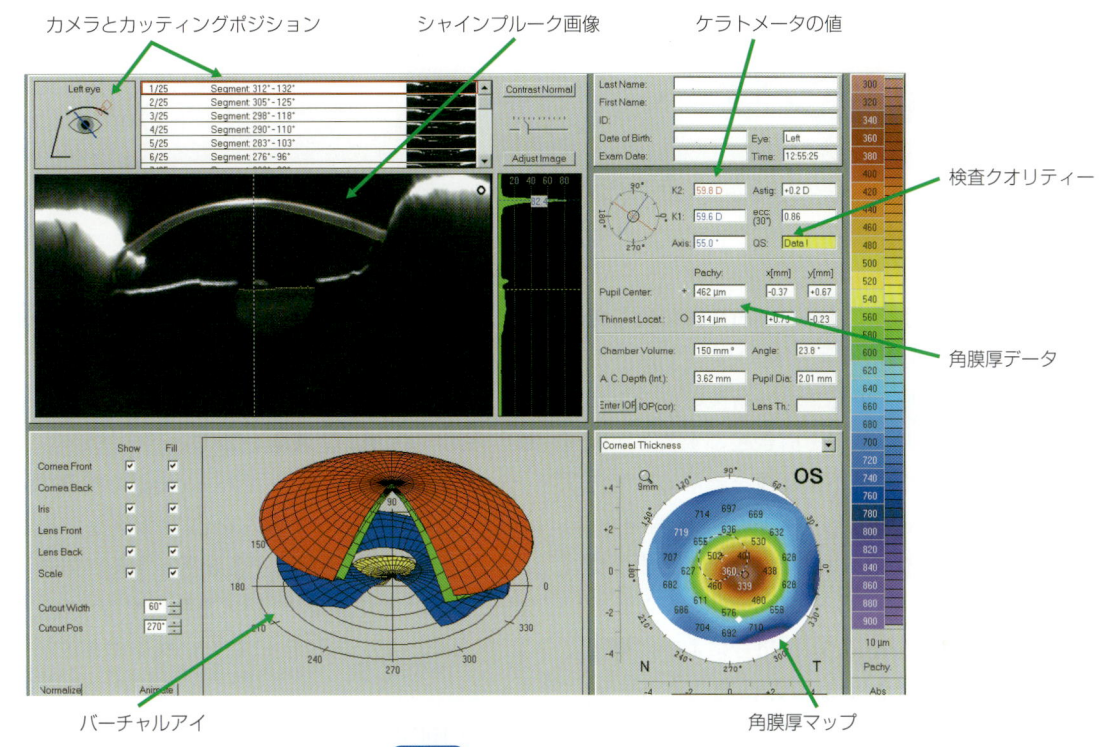

図8-7 オーバービューディスプレー

シャインプルーク画像（中央左）：現在選択されているシャインプルーク画像が表示される。角膜が前方に突出し，やや下方が薄くなっているのがわかる。

検査クオリティー：測定のクオリティーが色表示で表される。

角膜厚解析（中央右）：瞳孔中心と最菲薄部位の角膜厚と位置を表示。本症例では最も菲薄している場所が中央からずれており，厚みは314μmとなっている。

バーチャルアイ（下）：3Dの角膜前面（赤表示），角膜後面（緑表示），虹彩（青表示），水晶体（黄表示）が表示されている。

カラーバー（右下）：現在は角膜厚マップが表示されているが，その他のマップ表示に変更できる。本症例では角膜中央よりやや耳下方に最も菲薄している部位があるのがわかり，円錐角膜と考えられる。

VIII. 専門機器とその解説

2. 波面センサー

はじめに

　従来の屈折矯正手術では球面と円柱面に関しては矯正できるものの，不正乱視に関しては，かえって術前より増加してしまい，術後のコントラスト感度や夜間視力の低下を引き起こすことが問題であった。そのため，不正乱視を定量的に測定し，不正乱視を引き起こしにくい手術の開発や，起こしてしまった不正乱視を治療し，視機能の質quality of visionを向上させることが求められるようになった。SeilerやMcDonaldらによって術後の不正乱視を増加させない方法としてwavefront-guided LASIKが報告される[1,2]と，波面収差解析は一気に注目を浴びるようになった。波面センサーによって波面収差を測定し，Zernike多項式に展開することで不正乱視は高次収差として表示され，不正乱視の定量化が可能になった。

　この項では，波面収差解析を測定する波面センサーについて，その機器の構造と，代表的な装置の実際の測定方法のポイントについて述べながら，測定時に影響する因子について解説する。

1 波面センサーの構造の種類と特徴

　現在，各社から波面センサーが開発されているが，その測定原理で大きく3つに分類される[3]。

a. Hartmann-Shack型波面センサー

　多くのメーカーでHartmann-Shackの原理を採用している装置が多い。Hartmann-Shackセンサーは，黄斑部に細い赤外光を集光させ，眼外に反射してきた波面をレンズレットアレイ（Hartmann-Shackプレート）で分解して得られたスポット光の像（Hartmann像）をCCDカメラで撮影し，スポット光の位置ずれから波面を算出し，それをZernike多項式で展開して解析する 図8-8 。wavefront-guided LASIK装置に情報を送るための波面センサーとしてはLADARWave（Alcon社），WaveScan（AMO-VISX社），Zywave（Bausch & Lomb社）があり，単独の波面センサーではKR-9000 PW（トプコン社）がある。

b. Tscherning型波面センサー

　レーザー光をグリッドパターンの形で網膜に投影し，そのグリッドの歪みをCCDカメラで撮影し，歪みの変化量を解析する装置である。同様にZernike多項式で展開し，収差を解析する。ALLEGRO analyzer（Wavelight社）が同原理を採用している。

c. Dynamic retinoscopy（ダイナミック検影法）

　Dynamic retinoscopyは検影法の原理を応用した方法で，検影法との違いは可視光に代わってスリット状赤外線を使っているところである。光源であるスリット光を眼内に入射させ，反射した光を受光素子アレイで捉え，その発生する時間差を計測して屈折力に換算し，そこから波面収差データに変換する方法である 図8-9 。OPD-Scan（ニデック社）が採用しており，同社のLASIK装置（EC-5000）にリンクする。

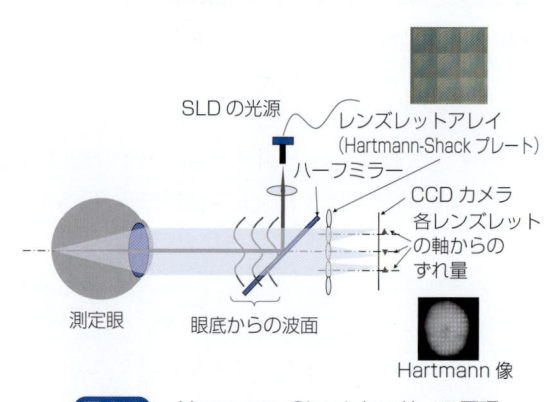

図8-8　Hartmann-Shackセンサーの原理

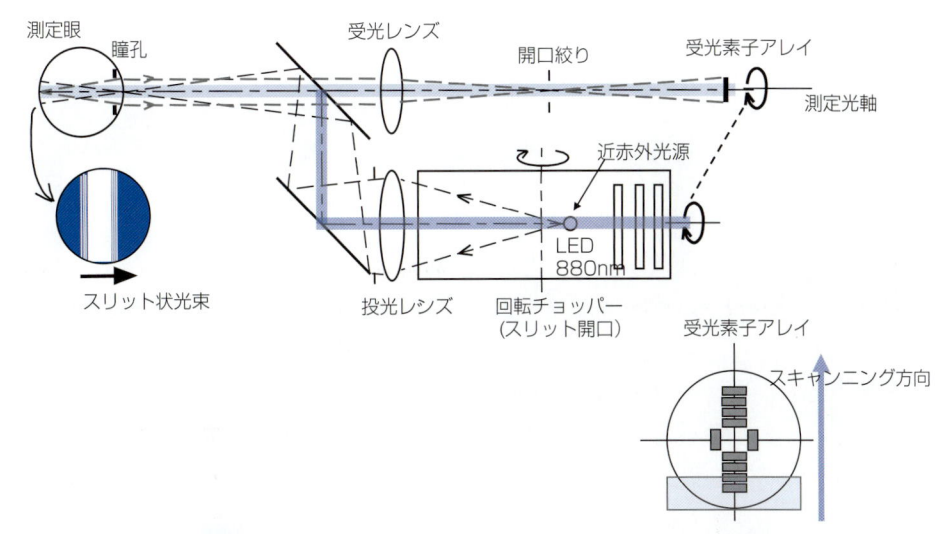

図8-9 Dynamic retinoscopy(ダイナミック検影法)の原理

2 各装置の特徴と測定のコツ

a. KR-9000 PW(トプコン社)
1)特徴

　KR-9000 PW は Hartmann-Shack 型の波面センサーであるが,角膜前面形状解析のためにプラチドリングタイプの角膜トポグラファーも搭載されている(図8-10)。本装置の波面収差解析は,Zernike 多項式により瞳孔径 4 mm では 4 次までの高次収差を,6 mm については 6 次までの高次収差を解析する。これに加えて,従来の Zernike 多項式のペアの係数どうしをベクトル合成して,1 つの収差量と軸とに簡略した Zernike ベクトル解析のプログラムも利用できる(図8-11)[4]。その他,眼球,角膜前面,眼球内部(角膜後面から網膜まで)の各部位の収差表示(Component マップ)や,術前後の高次収差の変化量を知るのに有用な Differential マップも Zernike ベクトル解析で表示できる。また,各マップには測定眼の網膜像のシミュレーション画像がランドルト環視標で表示される。

2)アライメント(焦点位置合わせ)と測定ポイント

　前項の角膜トポグラファーでの測定と同じ点について注意が必要である。つまり涙液や眼瞼の影響を受けるため,被験者にしっかり瞬目と開瞼をさせる必要がある。また,一般的に波面センサーは測定時の瞳孔径が小さいと測定範囲が狭くなり,また高次収差も変化するため,必ず暗所で測定し,瞳孔径の大きさを確認する必要がある。

　測定は自動モードもあるが,手動なら連続撮影もでき,涙液状態のいい瞬間を狙って撮影できる。手動の操作は簡単であるが,この場合,マイヤーリングのフォーカスが大丈夫であるか注意する必要があり,少なくとも 3 回測定し,フォーカスの確認と瞳孔の大きさが十分であるか,さらに解析後のデータの再現性も確認する。

　マイヤー像を撮影後,解析画面に移行するが,リングと Hartmann 像の誤認識がないかチェックを行い,自動モードで誤認識があれば手動で修正を行う(図8-12,13)。特に円錐角膜や角膜移植術後などの形状異常がある症例では誤認識を起こしやすく,データの修正が大切となる。また,眼内レンズ挿入眼では眼内レンズの光の反射により Hartmann 像のドットの脱落が起こりやすく,円錐角膜や白内障が重度の症例では測定が困難である。

b. OPD-Scan(ニデック社)
1)特徴

　前述したように,波面収差測定には検影法の原理が応用されているが,プラチドリングタイプの

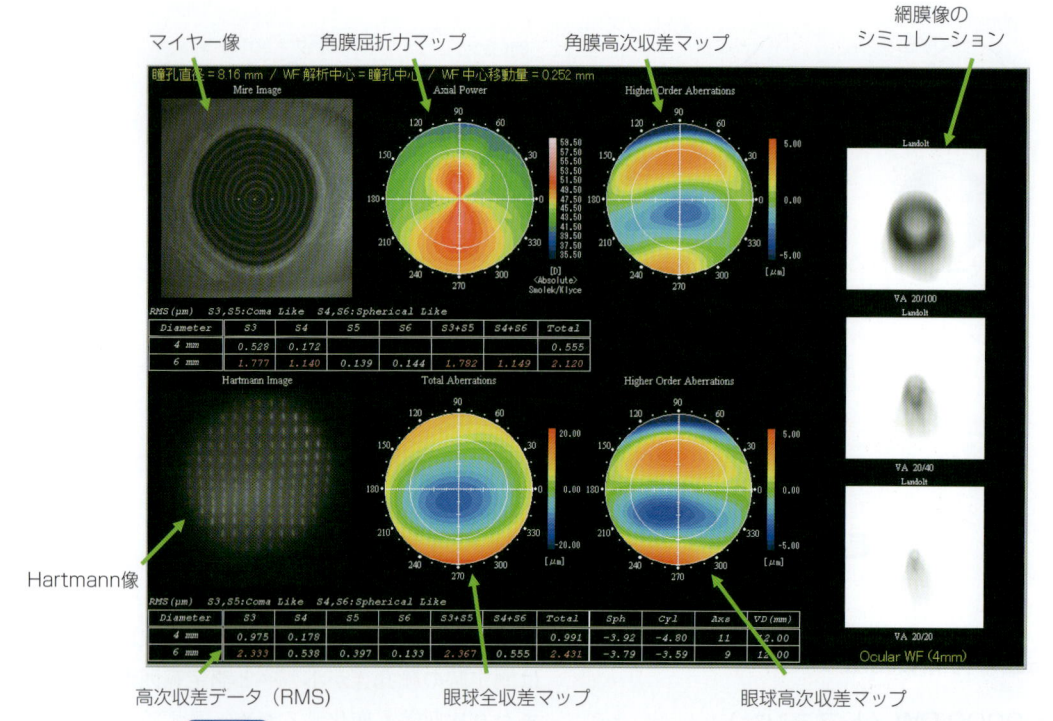

図8-10 KR-9000 PWのマルチマップ（例：35歳女性，右眼の円錐角膜症例）

まず，マイヤー像のフォーカスが問題ないかを確認する。また，Hartmann像のドットの配列に大きな乱れがあったり，各ポイントのコントラストが低い場合も信頼度は低くなる。角膜屈折力マップで角膜前面の形状を確認し，角膜高次収差マップで，角膜前面の不正乱視の程度を確認する。眼球の全収差マップは裸眼視力を，眼球の高次収差マップでは眼球の不正乱視，つまり矯正視力が良好か推測することができる。ランドルト環視標を用いた網膜像のシミュレーションでは矯正時の見え方を示す。

本症例では，角膜屈折力マップで典型的な蝶ネクタイパターン，また角膜高次収差はコマ収差が強く，眼球の高次収差は角膜の高次収差の影響を受けていることがわかる。眼球の全収差，眼球の高次収差より，裸眼，矯正とも視力が不良であることが推測される。網膜イメージのように，本症例は光が下方へ流れる（彗星パターン）と訴えた。

角膜トポグラファーとしても使用できる。受光素子アレイを180°回転することで，瞳孔内を1440のデータポイントの屈折力測定をして屈折力マップ（OPDマップ）で表示するのが特徴で，このOPDマップから波面収差マップに変換される。瞳孔径3 mmと5 mmのデータがOPDマップで表示可能で，波面収差解析では瞳孔径4 mmから6 mmの間で3次以降，最高8次までの眼球の高次収差マップが表示できる。

OPDマップは眼の屈折異常の分布をカラーマップとしてディオプターで表示したものであるが，眼内（角膜後面から網膜まで）の収差を屈折度数として分布したInternal OPDマップ表示もあり，水晶体起因の乱視などの存在を知るうえで有用である 図8-14 。その他，自動診断プログラムであるCorneal navigatorや，Zernike多項式の各係数のデータを表示したZernikeグラフのプログラムもある。本体のみでは眼球のみの波面収差マップしか表示できないが，別売りのOPD-Station（解析ソフト）を用いると角膜前面，眼球内部（角膜後面から網膜まで）の各部位の波面収差マップの表示が可能で，その他，OPD-Stationでは，ETDRSチャートを用いたシミュレーションや，円錐角膜や屈折矯正手術眼の眼内レンズパワー計算に有用と考えられるAxialマップの瞳孔内平均角膜屈折力の表示もできる。

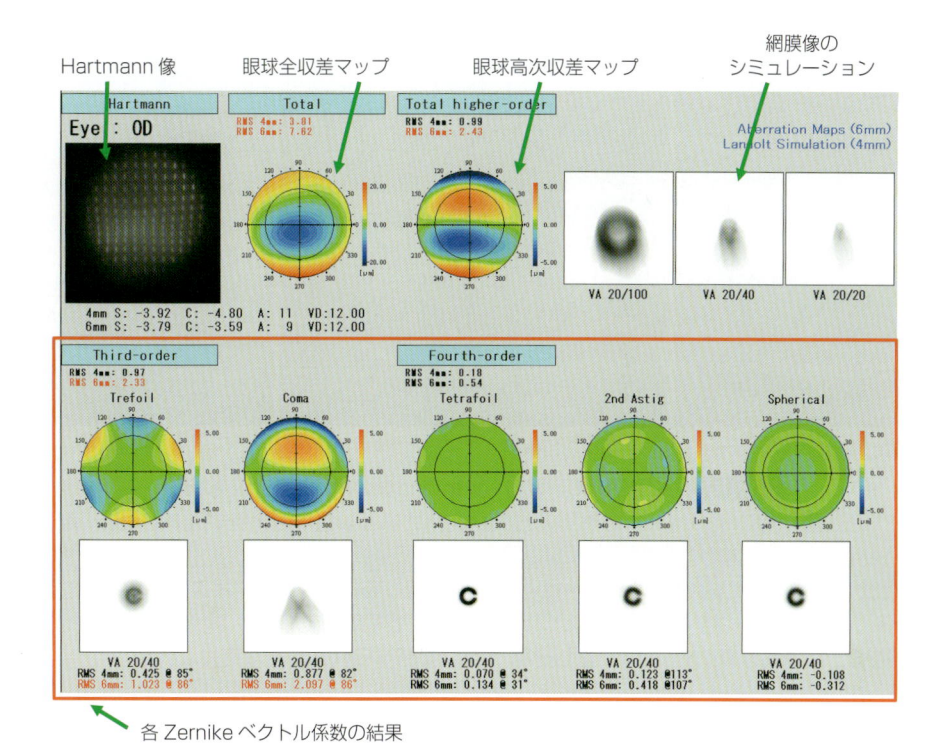

図8-11 Zernikeベクトル解析マップ（呈示症例の結果）

下方に3次と4次の高次収差のZernikeベクトル係数であるTrefoil（矢状収差），Coma（コマ収差），Tetrafoil，Secondary astigmatism，Spherical aberration（球面収差）の結果が表示されている（赤枠）。各Zernikeベクトル係数のマップと各々の網膜像のシミュレーション，瞳孔径4mmと6mmの収差量（RMS，μm）が表示されている。

本症例では，コマ収差などのZernikeベクトル係数の値が高く，球面収差は陰性であり，円錐角膜の典型的なマップパターンとなっている。網膜イメージのシミュレーションでは，コマ収差の影響を強く受けて彗星パターンが引き起こされていると推測される。

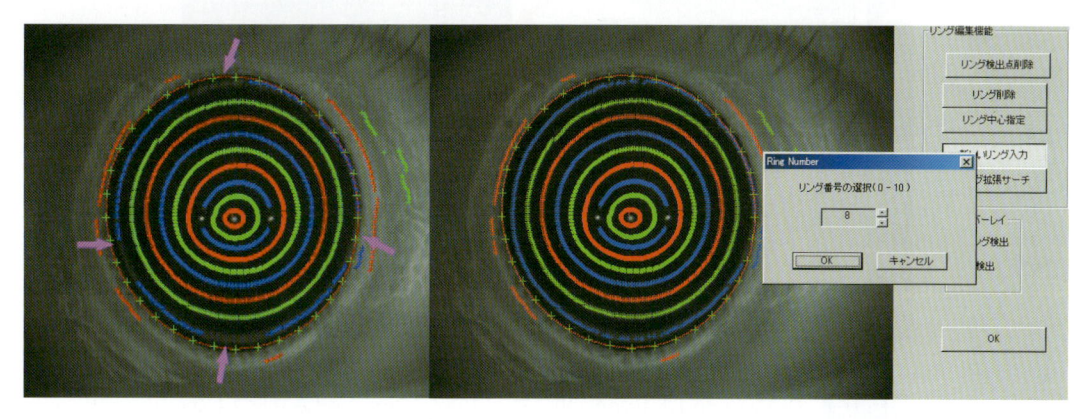

図8-12 KR-9000 PWのマイヤーリング確認（呈示症例の例）

睫毛や開瞼不足などの影響により，マイヤーリングの欠損や誤認識を起こすことがあるため確認が必要である。

本症例では8本目（中央のリングは0本目と数え，青色のリング）以降でリングの欠損部位がある（左写真，矢印）。リング編集機能により8本目のリング修正を行った（右写真）。

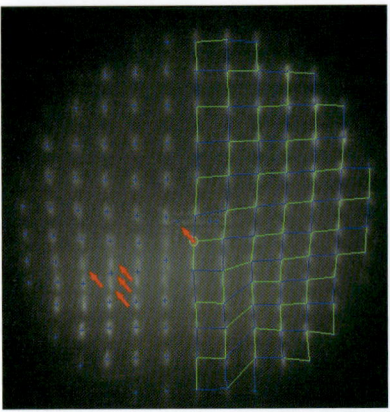

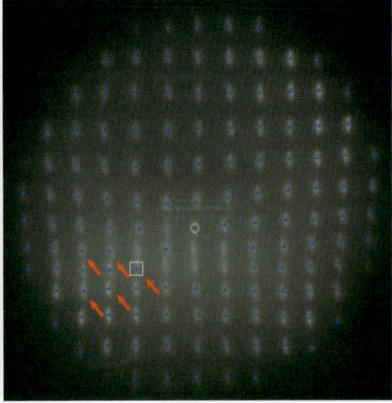

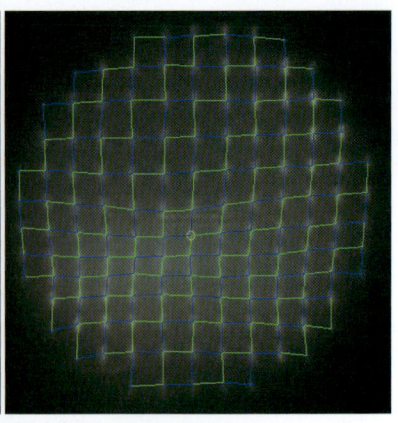

| ドットの誤認識と間違った格子表示 | 誤認識の点を削除して正しく手動で入力 | 正しい格子表示 |

図8-13 KR-9000 PWのHartmann像の確認（呈示症例の例）

マイヤーリング確認画面後にHartmann像確認の画面が表示される。各ドットを自動的に認識（青い小十字）し、格子状に線が表示され、問題なければ解析完了となる。
本症例ではドットを認識していない，2点を1点として誤認識している，またノイズをドットとして認識しているなどのエラーがあり，正しく格子状の線が描かれていない（左写真，赤矢印）。異常箇所を削除して，正しい場所に小十字を描くと（中央写真，赤矢印），正しい格子状の像が得られる（右写真）。

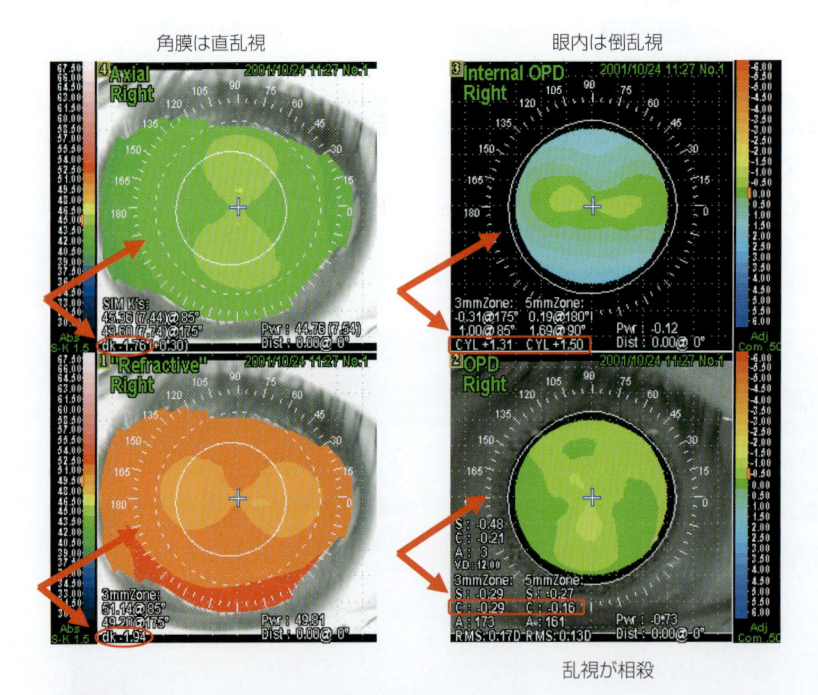

図8-14 OPD-ScanのInternal OPDマップの例（Standard 2マップより）

Standard 2マップでは，角膜前面形状のAxial，Refractiveマップと，眼球の屈折状態を表したOPDマップ，眼内の屈折状態を表すInternal OPDマップが表示される。
本症例では，Axialマップで－1.76 D，Refractiveマップで－1.94 Dの直乱視（左上下，矢印）であるが，OPDマップでは乱視はほとんどない（右下，矢印）。Internal OPDマップで，倒乱視（右上，矢印）であり，水晶体起因の乱視があるものと推測される。角膜乱視が水晶体乱視により相殺されているケースであり，白内障手術を行う際には，この点について留意する必要がある。

エッジトレースの誤認識　　　　　　　　不正確なマップ

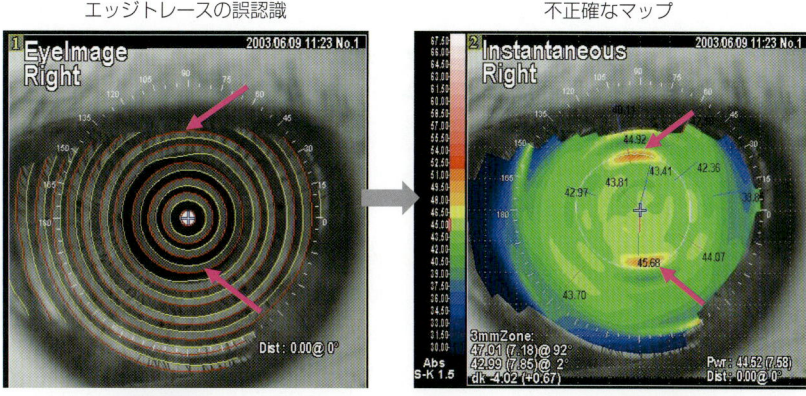

図8-15 マイヤーリングの誤認識（エッジトレースの誤認知）

OPD-Scanでは，自動でエッジトレースを行うが，まず中央のリング（1本目）に欠けがないか，7リング以上を検出できているか，また検出していてもマイヤーリングを正しく認識しているかの確認が必要である．もし，エッジトレースに異常があると（左），正しくマップが表示されないため（右），別の画像を解析に用いるか，再測定を行う．

2）アライメント（焦点位置合わせ）

アライメントに関しては，オートトラッキングとオートショット機能を用いれば，ある程度の位置まで移動させると自動測定される．通常，自動測定では片眼のREF測定（屈折度数測定）後にCT測定（角膜前面形状解析測定）がなされ，その後，他眼の同様の測定を行うが，CT測定は明所視瞳孔での撮影となるため，一旦瞳孔が縮瞳してしまう．他眼でのREF測定時に再度，暗所視瞳孔での撮影となるが，瞳孔の反応が悪く散瞳が不良の症例では，片眼のREF測定の後にまず他眼のREF測定を行い，その後に両眼のCT測定を行う方がよい．また，再現性の確認のためには多測定モードで測定し，良好なアライメントのデータを解析に使用する．

本装置は測定に3～5秒かかり，また以前のバージョンでは解析にも20秒近くかかる点が難点であった．新しいバージョンのOPD-ScanⅡでは，解析時間が3秒と短縮され，改良が加えられている．なお，瞳孔径6mmが確保されてないと不正確となるため，瞳孔径の確認が非常に大切である．その他，角膜前面形状解析については他機種と同様，リングの誤認識がないか確認する必要

があり，瞳孔径の確認とともに注意を要する（図8-15）．

おわりに

この項では，波面センサーの構造と，KR-9000PWとOPD-Scanの特徴，および測定する際のポイントについて述べた．今後，波面収差解析は益々臨床の場で重要となると考えられる．波面センサーも年々改良が加えられているが，基本となる原理は変わっておらず，測定時には前述した内容に注意して，日々の診療に役立てて欲しい．

●参考文献●

1) Mrochen M, Kaemmerer M, Seiler T：Wavefront-guided laser *in situ* keratomileusis：early results in three eyes. J Refract Surg 16：116-121, 2000.
2) McDonald MB：Summit-Autonomous Custom Cornea laser *in situ* keratomileusis outcomes. J Refract Surg 16：S 617-618, 2000.
3) 稗田牧，藤枝正直，黒田輝仁：Ⅱ波面収差解析／機種別の解説．前田直之，他編，角膜トポグラファーと波面センサー，メジカルビュー社，東京，120-134, 2002.
4) 湖﨑亮：円錐角膜と高次収差．あたらしい眼科 24：1473-1477, 2007.

（湖﨑　亮，前田直之）

VIII. 専門機器とその解説

3. 眼科臨床における補償光学

はじめに

補償光学adaptive opticsを用いた眼底カメラは現在,実験機の段階であるが,将来的には光干渉断層計(OCT)や走査レーザー検眼鏡(SLO)に組み込まれた形で広く普及する可能性のある検査機器である。本装置を用いると錐体の観察が可能となり,より高精度の網膜画像診断装置となることが期待されている。本項では補償光学の原理,特徴,臨床応用の現況に関して述べる。

1 補償光学とは

補償光学は天体望遠鏡の性能を向上させる目的で考案された技術である[1]。天体からの光は,地上の望遠鏡に届くまでに大気の揺らぎによる光学的なノイズ(=収差)が加わるため,観測される画像が劣化してしまう。これに対し,大気の収差を測定して,観測系に逆位相の収差を付加することで,収差が付加される以前の天体の光学情報を復元して解像力を向上させようとするものである。

眼科領域では1997年頃から応用研究が開始された[2]。外界の光学情報は網膜に結像する以前に,角膜,水晶体などの眼球光学系を通り,そこで光学的ノイズ(=眼球収差)が付加される。眼底撮影の際には,同様に眼球収差が眼底像を劣化させるため,得られる解像力が頭打ちとなる。撮影系に補償光学系を組み込むことで眼球収差が低減され,解像力が向上する。

2 補償光学を用いた眼底カメラの特徴

近年,網膜の画像診断技術は飛躍的に進歩し,Fourier Domain OCTでは深さ方向の解像度が3~5μmとなり,網膜の層別の診断が可能になっている。しかしながら水平解像度は20μmが限界となっている。水平解像度はSLOでも10μm程度となっている。この原因は,①眼球光学系の収差が大きいこと,②眼球運動の影響がスキャンして画像を取り込む測定方法において出やすいためである。

補償光学眼底撮影は①を補正することを目的としており,また眼底像を二次元画像として取り込むため②の影響が少なく,2~3μmの水平分解能が可能になっている。これは,中心窩より1~2°偏心した部位での錐体の直径(3~5μm)より小さいため,従来は困難だった錐体視細胞の生体内観察が可能になっている[3] 図8-16。

3 補償光学眼底カメラの基本原理

眼球収差は固視微動などの影響もあり刻々と変化するため,補償光学系はHartmann-Shack波面センサーによる高速の収差測定 図8-17,可変鏡による高速の収差補正系の組み合わせで構成される。1秒間に数回~数10回の収差測定と,それに対応する収差補正が繰り返され,収差が低減した

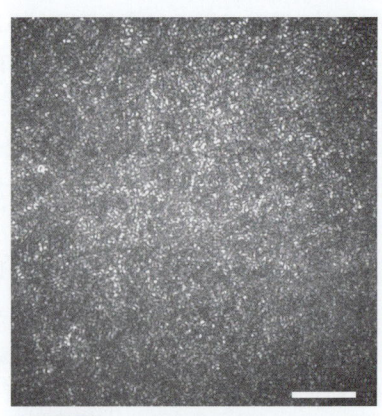

図8-16 正常眼の中心窩付近の補償光学眼底像

1つ1つの輝点が明瞭に描出されており,輝点の大きさと配列より錐体を示していると推測される。バーは50μm。

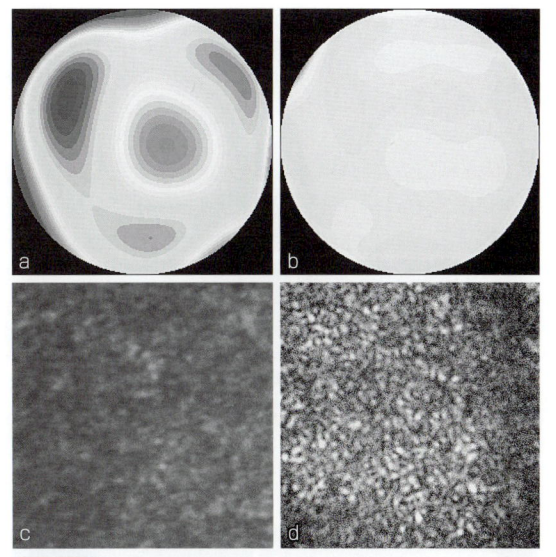

図 8-17 収差補正前後の眼球の波面収差マップと補償光学眼底像

5.2 mmの瞳孔径における全収差（RMS）は補正前には 0.456 μm（a）であったが，収差補正後には 0.092 μm（b）に改善した。補償光学眼底像は，補正前は輝点が明瞭ではなかったが（c），補正後明瞭になった（d）。

ところで撮影を行う 図8-18 。

4 補償光学眼底カメラの臨床応用

a. 正常眼の錐体測定

正常眼の錐体観察における報告は，主としてRochesterのグループが開発した装置で行われている。褪色現象を用いて赤・青・緑錐体の鑑別を行い，正常人でもそれぞれの割合が異なることを示した報告[3]や，色覚異常眼の錐体構成の検討を行った報告，白血球の動きを測定した報告などがある。筆者のグループでは得られた錐体視細胞の画像から密度を計算し，近視眼と正視眼の比較を行った[4]。その結果，錐体間の距離は眼軸長に比例して広がっていることが示された。

b. 病眼の錐体測定

日常臨床においては，眼底が正常であるにもかかわらず視力や視野に異常をきたす症例に遭遇することがある。視神経疾患のほか，初期の黄斑ジストロフィーやoccult macular dystrophyなどの疾患の鑑別が重要となる。このような症例に対しては，従来は網膜電図（ERG）や多局所網膜電図（mf-ERG）などの電気生理学的検査を行い，網膜の機能低下部位を検索するのが通常であった。

近年，OCTの開発により，今まで機能的障害しか検出できなかった症例に対して，網膜厚の減少

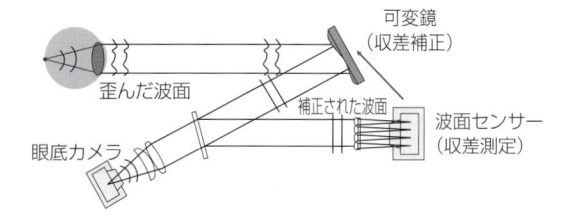

図 8-18 補償光学眼底カメラの基本構成

① 被検眼から出る反射光の波面収差が波面センサーで計測される。
② コンピュータで，計測されたデータから逆位相の波面収差が計算される。
③ 計算された逆位相の波面収差を発生させるように可変鏡が作動する。
④ 眼底からの反射光の波面収差はこれにより低減される。反射光はさらに波面センサーへ向かい，①〜③のプロセスを繰り返すことで波面収差はさらに低減される。
⑤ 既定の波面収差量まで低減されるとシャッターが開き，眼底撮影が行われる。

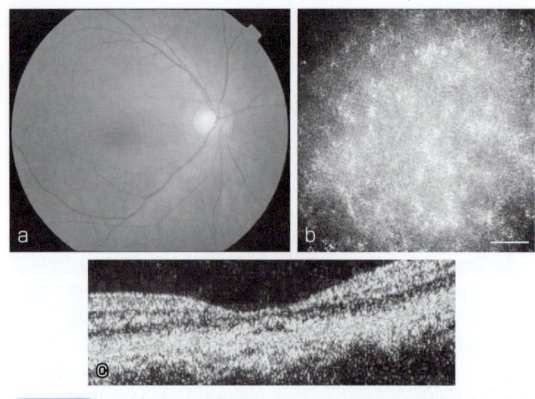

図8-19 症例1の眼底写真（a），補償光学眼底像（b），光干渉断層計像（c）

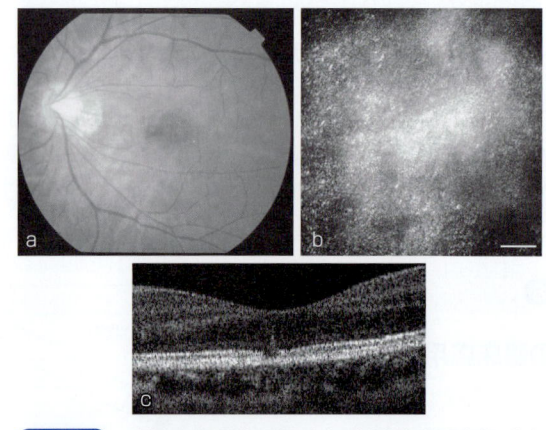

図8-20 症例2の眼底写真（a），補償光学眼底像（b），光干渉断層計像（c）

など，対応する器質的障害を検出できるようになってきた。OCTは垂直面の解像度が高く網膜層構造の解析に有用であるが，水平面での詳細な観察は困難である。補償光学眼底撮影では水平面での詳細な観察を行えるので，OCTでphotoreceptorに微小な異常を認める病変で，水平面での病変の拡がりを精査することが可能となる。また補償光学眼底カメラの所見とOCT所見を組み合わせて解釈することで，これらの病態の理解につながる可能性がある。以下に症例を示す。

症例1はoccult macular dystrophy。視力(0.4 p)。ERGでは異常を認めないが，mf-ERGでは中心8°の範囲に限局して振幅の低下を認めた。OCTでは中心窩視細胞層の萎縮と挙上を認めた。補償光学眼底カメラでは斑状の低反射域を認めた 図8-19。

症例2は眼球打撲に伴う錐体の障害。視力は(0.8)。補償光学眼底カメラでは，OCTでの視細胞層の障害部位と一致して斑状の低反射を認めた 図8-20。これらの症例が示すように，補償光学眼底カメラは錐体の二次元的な配列の情報を得るのに適している。

おわりに

網膜疾患で視細胞が脱落，変性しているものの報告もあるが[5]，自検例では脱落しているのか単に写らなかったのか判断に迷う場合もあり，今後の検討を要すると思われる。視細胞には錐体と杆体があるが，杆体視細胞は錐体より小さく，現状

でも解像限界以下となっており，明瞭な観察は難しい．また神経節細胞など，錐体より大きく，生体内観察の対象として興味深い網膜内の神経細胞はほかにもあるが，反射率の違いなどの問題から描出が困難であるのが現状である．解像力の向上とともに，錐体以外の細胞の可視化に対してはブレークする技術の開発が必要と思われる．補償光学は基本的には全ての眼底撮影光学系に応用可能であり，フィードバックループの高性能化，小型化とともに，将来的には解像力向上のための補助機器としてOCT，SLOなどに搭載されていくことが期待される．

● 参考文献 ●

1) Tyson RK：Principles of Adaptive Optics, 2nd ed, Academic Press, London, 1991.
2) Liang J, Williams DR, Miller DT：Supernormal vision and high-resolution retinal imaging through adaptive optics. J Opt Soc Am A 14：2884-2892, 1997.
3) Roorda A, Williams DR：The arrangement of the three cone classes in the living human eye. Nature 397：520-522, 1999.
4) Kitaguchi Y, Bessho K, Yamaguchi T, et al：*In vivo* measurements of cone photoreceptor spacing in myopic eyes from images obtained by adaptive optics fundus camera. Jpn J Ophthalmol 51：456-461, 2007.
5) Choi SS, Double N, Hardy JL, et al：*In vivo* imaging of the photoreceptor mosaic in retinal dystrophies and correlations with visual function. Invest Ophthalmol Vis Sci 47：2080-2092, 2006.

〈不二門　尚〉

索 引

AK　97
Bracketing法　8
Brücke筋　26
Campbell chart　12
Conductive keratoplasty　97
Dynamic retinoscopy　122
ETDRS chart　2, 10
grating acuity cards　75
Gullstrandの模型眼　16
Hartmann-Shack型波面センサー　84, 122
ICRS　97
IOL　91, 92
LASIK　97
log MAR　11
log MAR視力表　5
Marfan症候群　96
minimum angle of resolution（MAR）　3
Minkwitsの法則　107
modulation transfer function（MTF）　11
Morizane Dot Card　4
Müller筋　26
oblique effect　34
off中心型細胞　3
on中心型細胞　3
point spread function　3
preferential looking法　75
PSFセンサ　62
retinoscopy　40
RK　97
Snellen視力表　1, 10
Snellの法則　15
Sturmの間隔　18
TAC　75
Tscherning型波面センサー　122
Zernike多項式　84, 86

あ 行

アッベ数　22
アライメント　118, 119, 127
あおり角　103
暗所視　31
板付きレンズ　41
雲霧法　70
雲霧量　53
エキシマレーザー　97
永久マーク　106
遠視　18, 77
遠点　18
塩酸シクロペントラート　71
絵視標　76
オートレフラクトメータ　36, 75

か 行

開散光　41
ガウス像面　68
角膜　16, 84
角膜トポグラファー　116
角膜形状解析検査　84
角膜反射像　116
感受性期　78
眼球光学系　16
眼内レンズ　91
球面収差　63, 68
強主経線　14, 55
強制選択法　8
極限法　7
近々累進レンズ　107
近見視力検査　68
近見反射　26
近視　18, 77
近点　18
近用累進レンズ　107
クロスシリンダー　47

屈折異常　18
屈折異常弱視　73
屈折矯正手術　97
屈折性要素　19
屈折率　15
検影器　41
検影法　40, 70, 75
コマ収差　64, 124
コントラスト　32
コントラスト感度　11
固視検査　79
後焦線　18, 55
後頂点屈折力　19
後発白内障　92
光覚　31
光覚閾値　5
光束　41
恒常法　5, 7
高次収差　66, 124
混合乱視　18

さ 行

最小可読閾　4, 10
最小錯乱円　18, 59, 64
最小視認閾　4
最小分離閾　4
最小分離能　3
ザイデルの5収差　63
指数弁　30
視運動性眼振　75
視覚誘発電位　75
視標呈示時間　31
視力検査　30
主点屈折度　19
手動弁　30
収束光　41
障害程度等級表　110
心因性視力障害　81
身体障害者手帳　110
字づまり視力　34
字づまり視力表　47
字ひとつ視力　34
字ひとつ視力表　47
自覚的屈折検査　48, 78
軸性要素　19

弱視　78
弱主経線　18, 55
準標準視力検査装置　10
上下法　7
スキュー歪　106
水晶体　16, 90
水晶体脱臼　94
水晶体偏位　94
正視　18
正乱視　84
先天白内障　93
前傾角　103
前焦線　18, 55
像面湾曲　65

た 行

他覚的屈折検査　75, 78
多焦点IOL　62, 66
単性乱視　18
チン小帯　26
知覚確率曲線　6, 34
中間累進帯　105
中心窩固視　80
調節　26
調節域　18, 27
調節誤差　28
調節障害　69
調節性内斜視　73
調節法　7
調節麻痺薬　70
調節力　27
頂点間距離　19
直乱視　79
デジタイゼーション　118
トレフォイル　66
トロピカミド　71
倒乱視　79
特殊視力検査装置　10
瞳孔間距離　44
瞳孔径　33

な 行

ノーマル歪　106

は 行

波面収差解析　87
波面センサー　62, 122
背景輝度　31
白内障　90
非球面レンズ　102
非点収差　65
標準視力検査装置　10
ビデオケラトスコープ　116
ピンホール効果　64
フーリエ解析　84
フォトケラトスコープ　116
プラチド角膜計　116
プリズムシニング加工　105
不正乱視　62, 84
不同視弱視　73
副尺視力　5
複性乱視　18
部分調節性内斜視　73
平行光　41
偏心固視　80
変調伝達関数　13
ペッツバール面とガウス像面　68
補償光学　128
補償光学眼底カメラ　128
放射線乱視表　52

ま 行

マイヤーリング　119, 123

明所視　31
面屈折力　15
毛様体筋　26
網膜偏心度　33
文字視標　10
森実式ドットカード　76

や 行

有水晶体眼内レンズ　97
幼年型視覚　70

ら 行

ランドルト環　2, 10, 29
ランドルト環字ひとつ視標　76
乱視　18, 77
理想レンズ　63
硫酸アトロピン　71
両眼加重　34
両眼視力　34
累進屈折力レンズ　105
レンズ打ち消し法　81
レンズ交換法　78
老視　27, 69

わ 行

歪曲　65

理解を深めよう
視力検査 屈折検査

2009年2月20日　第1版第1刷発行
2023年1月30日　　　　第7刷発行

監　修	所　敬（ところ　たかし）
編　集	松本富美子・大牟禮和代・仲村永江
発行者	福村　直樹
発行所	金原出版株式会社
	〒113-0034　東京都文京区湯島2-31-14
電話	編集 03（3811）7162
	営業 03（3811）7184
FAX	03（3813）0288
振替	00120-4-151494
	http://www.kanehara-shuppan.co.jp/

©2009
検印省略
Printed in Japan

ISBN 978-4-307-35132-4　　　　印刷・製本／教文堂

JCOPY ＜出版者著作権管理機構　委託出版物＞
本書の無断複製は著作権法上での例外を除き禁じられています。複製される場合は，そのつど事前に，出版者著作権管理機構（電話 03-5244-5088，FAX 03-5244-5089，e-mail：info@jcopy.or.jp）の許諾を得てください。

小社は捺印または貼付紙をもって定価を変更致しません。
乱丁，落丁のものはお買上げ書店または小社にてお取り替え致します。

WEBアンケートにご協力ください
読者アンケート（所要時間約3分）にご協力いただいた方の中から抽選で毎月10名の方に図書カード1,000円分を贈呈いたします。
アンケート回答はこちらから ➡
https://forms.gle/U6Pa7JzJGfrvaDof8